Ulla Rahn-Huber

Sonne-Licht-Kost
für Gesundheit und Lebensenergie

Lichtkraft pur aus Obst, Gemüse, Algen und Getreidegräsern zur Steigerung des
Wohlbefindens nutzen. Mit köstlichen Rezeptideen für mehr Vitalität und Energie

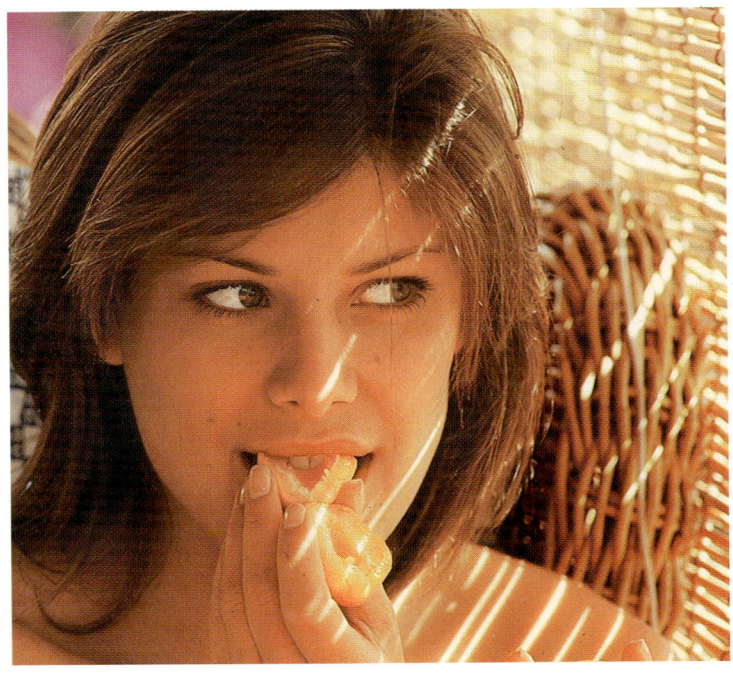

SÜDWEST

Inhalt

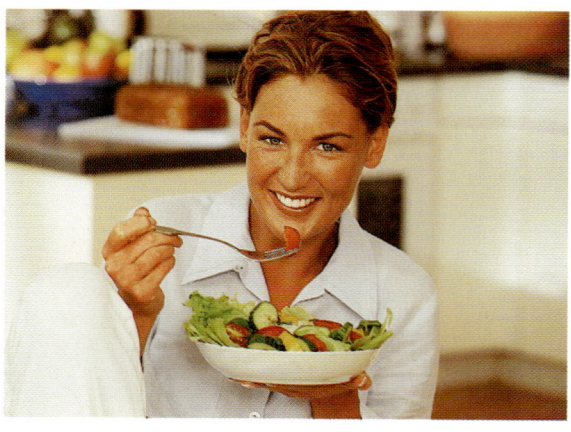

Nicht nur über die Haut, sondern auch über gezielt ausgewählte Nahrungsmittel kann man Lichtenergie tanken.

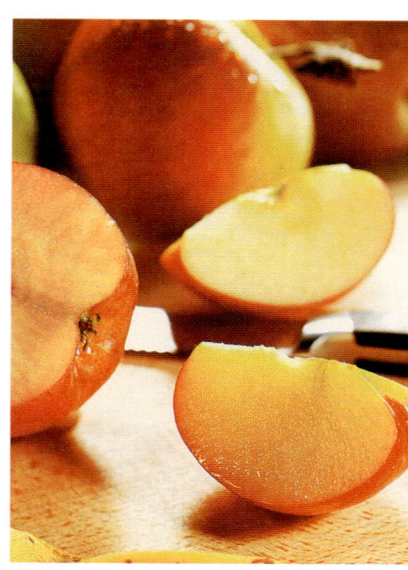

Äpfel lassen sich gut lagern und sind deshalb gerade im Winter eine wichtige Quelle für Lichtenergie.

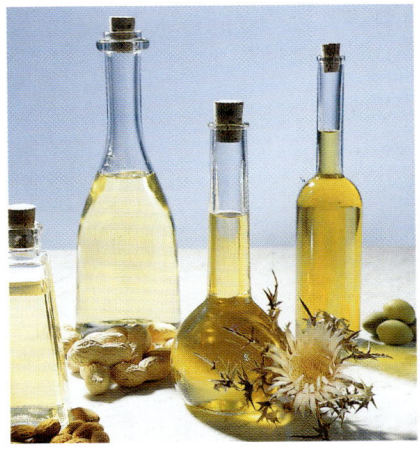

Schon allein der Anblick der goldgelb schimmernden Pflanzenöle lässt ahnen, wie viel Lichtkraft in ihnen steckt.

Gerade im Winter gedeihen besonders licht-haltige Pflanzen: Mangold und verschiedene Kohlgemüse haben jetzt ebenso Saison wie Feldsalat.

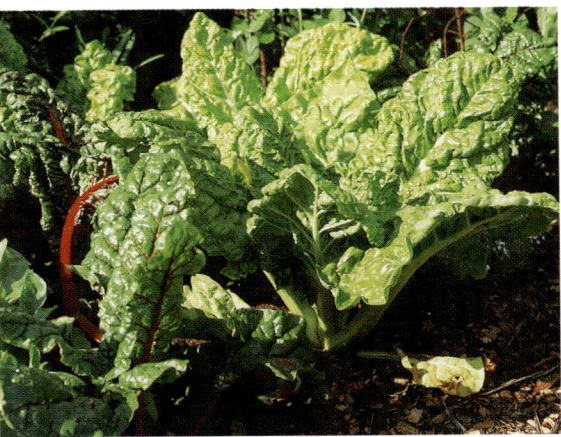

Lebensspender Sonne

Wer kennt es nicht, das alljährlich im Winter um sich greifende Gefühl von Schwere und Lustlosigkeit? Alles sieht grau und düster aus, am liebsten würde man gar nicht mehr aus dem Haus gehen und sich im Bett verkriechen. Dass dann der Anblick der ersten Frühlingsblumen solche Freude auslöst, ist kaum verwunderlich. Er ist schließlich ein untrügliches Zeichen für den baldigen Aufwärtstrend: Die Tage werden länger, und es kommt wieder Licht in unser Leben.

Wie sehr unsere emotionale Lage vom Licht abhängig ist, haben inzwischen verschiedene wissenschaftliche Studien belegt: Im hohen Norden, wo es den ganzen Winter über nie richtig hell wird, leiden die Menschen viel häufiger an Depressionen als bei uns. Und den Südländern wird nicht zu Unrecht ein sonniges Gemüt zugeschrieben.

Erste Hilfe bei akuten Stimmungstiefs

Neueste Forschungen haben weiterhin bewiesen, dass nicht nur unsere Stimmung, sondern auch unser körperliches Wohlbefinden vom Licht beeinflusst wird. Wissenschaftler der Universität Tokio haben sogar einen direkten Zusammenhang zwischen der nachlassenden Qualität der Sonnenenergie und so genannten Zivilisationskrankheiten wie Immunschwäche, Allergieanfälligkeit und Depressionsneigung entdeckt. Blickt man von einer Anhöhe oder einem Berggipfel auf eine Großstadt hinab, kann man die verschleiernde Abgasglocke über den Häusern erkennen. Besonders gravierend ist die Situation in Megametropolen wie Mexico-City, Tokio, San Francisco oder Los Angeles. Doch auch hierzulande kann man die zunehmende Luftverschmutzung beobachten: Über Berlin und Hamburg, Frankfurt und München hängt ebenfalls häufig der Smog.

Aber nicht nur dadurch lässt sich der Sonnenhunger erklären, der Millionen von Urlaubern Jahr für Jahr in wärmere und sonnenverwöhnte Gegenden treibt. In der Regel halten sich heute die meisten Menschen

Wenn Sie sich häufig unerklärlich schlecht fühlen, leicht verzweifeln oder schnell schwarz sehen, dann fehlen Ihnen Licht und Sonne. Neben regelmäßigen Aufenthalten im Freien verhilft Ihnen sonnenverwöhnte, lichtreiche Kost dazu, sich wieder fit und vital zu fühlen.

einfach zu selten in der freien Natur auf, so dass der Körper nicht genügend Sonnenstrahlen abbekommt. Schlechte Ernährung kann ebenfalls Defizite verursachen, denn Licht gelangt auch über die Nahrung in den Organismus. Die Speisen, die wir zu uns nehmen, enthalten jedoch meist nicht viel von dem, was unser Körper tatsächlich dringend benötigt. Denn Obst und Gemüse werden zum großen Teil im industriellen Stil in Treibhäusern unter künstlichen Bedingungen gezogen. Dort ist es zwar sehr warm, doch echte Sonnenenergie kann dabei keine Pflanze tanken.

Körperliches und seelisches Gleichgewicht

Licht setzt sich aus zwei Komponenten zusammen: Farbe und Energie. Wie diese kombiniert sind, hängt von der jeweiligen Lichtquelle ab. Es gibt verschiedene Arten von Lichtschwingungen, die ihre spezifischen Ordnungsinformationen an die biologischen Systeme weitergeben. Kunstlicht vermittelt z. B. andere Daten als natürliches Sonnenlicht.
Da der Mensch auf Sonnenlicht eingestellt ist, kann er mit den Schwingungen von Glühbirnen und Leuchtstoffröhren nicht allzu viel anfangen. Das Auge nimmt ihren Schein zwar als hell wahr, aber dennoch fehlen dem Kunstlicht beispielsweise wichtige Spektralbereiche, die den eigentlichen gesundheitlichen Wert des Lichts ausmachen. Fehlt dem Körper auf Dauer das natürliche Licht als regulierende Bezugsgröße, kommt es zu Ungleichgewichten und organischen Störungen. Dann hilft nur der häufige Aufenthalt im Freien, um die innere Ordnung wiederherzustellen.

Energieschub für den gesamten Organismus

Öffnen Sie sich daher für die Lichtblicke des Lebens, und holen Sie sich die verlorene Urvitalität auf andere Weise zurück. Die Sonne-Licht-Kost bietet hierzu ungeahnte Möglichkeiten. In den folgenden Kapiteln erfahren Sie, wie sie sich zusammensetzt, wo sie erhältlich ist und auf welche Art und Weise Sie damit Ihr allgemeines Wohlbefinden steigern können – und das nicht nur im Winter.

Die schwindende Ozonschicht mit der zunehmenden Hautkrebsgefährdung hat dazu geführt, dass Mediziner von ausgiebigen Sonnenbädern abraten. Um so wichtiger ist es, dem Körper über die Nahrung genügend Lichtenergie zuzuführen.

So wirkt Licht im menschlichen Körper

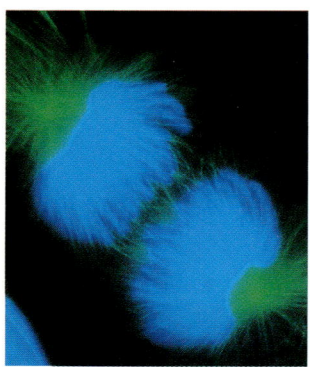

Die Lichtmenge, die eine Zelle enthält, zeigt ihren Zustand an. Vor der Zellteilung ist die so genannte Biophotonenstrahlung am stärksten.

Licht hat einen regulierenden Einfluss auf viele Körperfunktionen und wird daher auch als Therapeutikum eingesetzt. Wichtige Einsatzbereiche der Heliotherapie (griechisch: helios = Sonne) sind Rachitis, Knochenerkrankungen und schlecht heilende Hautwunden.

Bereits 1922 vermutete der russische Mediziner Professor Alexander Wurwitsch Licht in lebendigen Zellen. Ein knappes Jahrzehnt später entdeckte der österreichische Physiker und Nobelpreisträger Erwin Schrödinger verschiedene Zusammenhänge zwischen der inneren Lebensordnung biologischer Organismen und dem Sonnenlicht. Aber erst Mitte der siebziger Jahre konnte eine Gruppe von Forschern um Professor Fritz Albert Popp aus Kaiserslautern den eindeutigen Nachweis dafür erbringen, dass die Zellen von Pflanzen, Tieren und Menschen tatsächlich Licht enthalten. Es konnte mit hochempfindlichen Geräten – so genannten Fotodetektoren – gemessen und mit Hilfe der von Dieter Knapp entwickelten Color-Plate-Fotografie später sogar sichtbar gemacht werden.

Steuerung von Stoffwechselprozessen

Seither haben zahlreiche Forscher in der ganzen Welt bestätigt, dass die Zellen aller Lebewesen Licht produzieren. Diese so genannte Biophotonenstrahlung verstärkt sich unmittelbar vor der Teilung oder dem Tod einer Zelle und nimmt gleichfalls zu, wenn eine Zelle geschädigt ist. Laut Popp werden 90 Prozent der Biophotonen von der DNS im Zellkern ausgesendet, die die genetischen Informationen enthält. Obwohl Biochemiker das Licht als elektromagnetische Begleiterscheinung des Zellstoffwechsels deuten, vermuten Popp und sein Forschungsteam weit mehr hinter dem Phänomen.

Vieles spricht nämlich dafür, dass Biophotonen, ähnlich wie Laser in der Nachrichtenübermittlung, zur Steuerung biochemischer Prozesse dienen. Nach Popp überträgt das Zellsystem seine Informationen gleichsam durch Lichtabstrahlungen. Vereinfacht könnte man sagen:

Solange genügend natürliches Licht zur Verfügung steht, kann das Zellkommunikationssystem in der richtigen Ordnung funktionieren. Das Licht in den Körperzellen reagiert höchst empfindlich auf äußere Einflüsse, ist aber in der Lage, nach jeder Erregung wieder in seine ursprüngliche, zelltypische Ordnung zurückzukehren. Ob eine Zelle gesund oder krank ist, lässt sich vor allem an ihrer Fähigkeit erkennen, Licht zu speichern und weiterzuleiten.

Wie man Lichtenergie tanken kann

Soll die Lichtenergie in uns erhalten bleiben, müssen wir ständig für Nachschub sorgen. Dies kann zum einen über die Augen und die Haut geschehen – wobei der menschliche Organismus allerdings Sonnen- und nicht Kunstlicht braucht, um gesund zu bleiben. Zum anderen bezieht der Körper das notwendige Licht über die Nahrung. So kommt es nicht allein auf den Nährwert unserer Lebensmittel an, sondern auch auf ihren »Lichtwert«.

Aufnahme von Sonnenlicht über die Haut

Einen Teil unseres Bedarfs an Sonnenlicht decken wir durch Aufenthalte im Freien. Für die ideale Dauer von Sonnenbädern kann jedoch keine einheitliche Empfehlung gegeben werden: Neben saisonalen und klima- oder umweltbedingten Unterschieden spielen auch die Hautbeschaffenheit des Einzelnen und der Grad der individuellen Sonnengewöhnung eine bedeutende Rolle.

Wenn wir an einem wolkenlosen, klaren Tag in den Himmel blicken, entsteht der Eindruck, die Sonneneinstrahlung sei immer gleich intensiv. Doch der Schein trügt. So wurden beispielsweise im 18. Jahrhundert in Frankfurt am Main durchschnittliche Jahrestemperaturen von etwa 10 °C gemessen, während es 150 Jahre später im Jahresmittel ein knappes Grad kälter war. Klimaforscher führen solche Temperaturschwankungen, die längst vor den ersten Anzeichen des globalen Treibhauseffekts unser Wetter beeinflussten, auf die unterschiedlich starke Sonnenaktivität zurück.

> Sonnenlicht wirkt abhängig von den einzelnen Strahlenanteilen ganz unterschiedlich. Generell fördern UV-A1-Strahlen die Pigmentierung der Haut; UV-B- sowie UV-A2-Strahlen produzieren Vitamin D und wirken bakterizid.

Das Spektrum des Sonnenlichts

Das Sonnenlicht setzt sich aus Lichtschwingungen in verschiedenen sichtbaren und unsichtbaren Farbbereichen zusammen:

▶ Ultraviolette Strahlen sind unsichtbares, kurzwelliges Licht, das zahlreiche Prozesse im Körper steuert und deshalb von zentraler Bedeutung ist. Im Übermaß aufgenommen, kann es jedoch zu Hautschäden führen, von Sonnenbrand über Falten und Pigmentflecken bis hin zu Hautkrebs.

▶ Sichtbares Licht wird als »weiß« wahrgenommen, setzt sich aber tatsächlich aus dem gesamten Farbspektrum des Regenbogens zusammen. Es wirkt sich anregend auf unser Allgemeinbefinden und den Vitaminstoffwechsel aus und beeinflusst saisonale Depressionen sehr positiv.

▶ Infrarotstrahlen sind der unsichtbare, langwellige Lichtanteil, der sich günstig auf entzündliche Prozesse im menschlichen Organismus auswirkt.

Doch nicht nur die veränderliche Strahlungsqualität der Sonne selbst, sondern auch lokale Gegebenheiten sorgen für Unterschiede in der Lichtintensität. So haben die Strahlen im Hochgebirge oder in Äquatornähe viel mehr Kraft als im Tal oder an den Polen. In Smoggebieten dringt wesentlich weniger Sonne zur Erdoberfläche durch als in Gegenden mit sauberer Luft. Über Australien und Neuseeland ist die schützende Ozonschicht löchrig geworden, so dass ein Übermaß an Strahlung ungefiltert zur Erde gelangt. Die Folge: Obwohl maßvolles Sonnenbaden grundsätzlich sehr wohltuend ist, kann es mancherorts schon nach wenigen Minuten zu Verbrennungen der Haut kommen.

Ultraviolettes Licht wird in UV-A- und UV-B-Strahlen unterteilt. Um Schäden der Haut und der lichtempfindlichen Augen zu vermeiden, sollte man sich beiden Strahlungen nicht im Übermaß aussetzen. Dabei helfen Sonnenschutzmittel und Sonnenbrillen, die Licht dieser Wellenlängen herausfiltern.

Unterstützung der Knochenbildung

Unter der Einwirkung von Sonnenstrahlen entsteht in der Haut Vitamin D. Es befördert das in der Nahrung enthaltene Kalzium durch die Darmwand hindurch und stellt es für den Aufbau der Knochen zur Verfügung. Wenn es an Licht fehlt, dann verschlechtert sich die Vitamin-D-Versorgung, und dem Körper steht nicht genügend Kalzium zur Bildung harter Knochen zur Verfügung. Langfristig kann dies zu Rachitis führen. Diese Krankheit kam zu Beginn der industriellen Revolution häufig bei Arbeiterfamilien vor, die in düsteren, ärmlichen Quartieren untergebracht waren. In den heutigen modernen Industrienationen sind immer mehr Menschen – insbesondere Frauen – von der ebenfalls durch Kalziummangel verursachten Osteoporose betroffen. Als Osteoporose wird der Schwund des festen Knochengewebes bei gleichzeitiger Zunahme der Markräume bezeichnet.

Vitamin D wird im Körper aus Cholesterin gebildet. Es entsteht, wenn dieses in der Haut mit den ultravioletten (UV-)Strahlen der Sonne in Berührung kommt. Je heller die Haut ist, desto mehr UV-Strahlen können hindurchdringen und umso leichter kann der Vitamin-D-Bedarf gedeckt werden. Dadurch lässt sich auch erklären, dass die Haut in wenig sonnenverwöhnten Regionen möglichst hell sein muss, um das spärliche Licht optimal zu nutzen.

True-Lite gegen Kunstlichtstress

Wie sehr unsere Stimmung vom Licht abhängt, spüren wir vor allem im Winter, wenn wir gierig jeden Sonnenstrahl aufsaugen und der Anblick von frischem Grün und bunten Blumen uns freudig stimmt. Dass sich in der lichtarmen Zeit nicht nur emotionale, sondern auch physische Symptome mehren, liegt jedoch weniger am natürlichen jahreszeitlichen Lichtrhythmus der Erde – auf diesen ist unser Organismus eingestellt. Vielmehr bereitet unsere moderne Lebensweise Probleme: Etwa 90 Prozent unserer Zeit verbringen wir in geschlossenen Räumen. Fensterglas hält jedoch einen Großteil des ultravioletten Lichtspektrums der Sonne ab; künstlicher Beleuchtung fehlen ebenfalls zahlreiche für die Gesundheit wichtige Spektralbereiche. Wer sich lange in künstlich beleuchteten Räumen aufhält, gerät in einen Zustand, als hätte er zugleich ein Aufputsch- und ein Schlafmittel genommen: Helles, weißes Kunstlicht bewirkt nämlich einerseits eine vermehrte Ausschüttung der Stresshormone Kortikotropin und Kortisol, regt aber auf der anderen Seite die eigentlich nur nachts aktive Zirbeldrüse zur Produktion des Schlafhormons Melatonin an.

Viele Vorgänge im Körper werden durch Licht wesentlich beeinflusst. Deshalb sind häufige Aufenthalte im Freien so wichtig. An der frischen Luft kann der Körper Sonnenlicht tanken und mit diesen neuen Energiereserven den Stoffwechsel ankurbeln.

Damit ausreichend Sonnenlicht zur Regulierung der Körperprozesse zur Verfügung steht, müsste man sich täglich etwa zwei bis drei Stunden im Freien aufhalten – eine Forderung, der vor allem Berufstätige im Winter kaum gerecht werden können. Um schädlichen Kunstlichtstress dennoch zu vermeiden, wurden inzwischen so genannte True-Lite- oder Vollspektrumleuchten entwickelt, deren Spektralbereiche sich zu 96 Prozent mit denen des natürlichen Sonnenlichts um die Mittagszeit decken. Es gibt sogar spezielle Ausführungen, die in einem 12-Stunden-Rhythmus den Farblauf des Sonnenlichts nachvollziehen. Ein weiterer Vorteil: Anders als konventionelle Beleuchtungen liefern diese Systeme flackerfreies Licht.

Jeder Mensch hat seinen individuellen Biorhythmus. Grundsätzlich gilt jedoch, dass die Organtätigkeit des menschlichen Körpers tagsüber und unter Lichteinfluss gesteigert ist.

Was die Sonne-Licht-Kost ausmacht

Der biologische Rhythmus von Menschen und Tieren richtet sich nach dem beständigen Wechsel der Jahres- und Tageszeiten. So wie die meisten Pflanzen morgens ihre Blüten öffnen und sie abends wieder schließen, so orientiert sich auch die Organtätigkeit des menschlichen Körpers am natürlichen 24-Stunden-Rhythmus von Tag und Nacht. Die chinesische Medizin leitete bereits vor mehr als 4000 Jahren aus diesem lichtabhängigen Wechsel eine »Organuhr« ab, die anzeigt, zu welcher Tages- und Nachtzeit die einzelnen Bereiche des Organismus auf Ruhe oder Aktivität eingestellt sind. Die traditionelle chinesische Medizin nutzt diese Organuhr auch, um Krankheiten und Beschwerden zu diagnostizieren bzw. Symptome richtig zu deuten.

So ist die Leber vor allem nachts aktiv, während der Zuckerstoffwechsel hauptsächlich vormittags abläuft. Selbst der Blutdruck unterliegt den Veränderungen der Lichtverhältnisse. Aus diesen Erkenntnissen lassen sich nicht nur Rückschlüsse auf Krankheitsursachen ziehen, sondern auch Empfehlungen für eine gesündere Lebensführung ableiten. So sollte man abends möglichst nicht nach 18 Uhr essen, weil die Leber dann bereits mit Stoffwechselprozessen beschäftigt ist. Neu aufgenommene Nahrung kann nicht mehr zusätzlich verarbeitet werden und belastet den Organismus über die Nacht hinweg.

Auf den Lichtwert der Nahrung kommt es an

Je nach den Bedingungen, unter denen Pflanzen gezogen oder Tiere gehalten werden, weisen ihre Zellen eine »gesunde« oder auch gestörte Lichtinformation auf. So gibt es große qualitative Abweichungen zwischen den Zelldaten von kranken, mit Umweltgiften belasteten oder unter geringer Einwirkung von natürlichem Licht heranwachsenden Organismen und solchen, die unter optimalen, artgerechten Bedingungen groß werden. Das Wissen um diese Tatsache verdeutlicht einmal mehr, welch große Bedeutung eine naturnahe, biologisch-dynamische Landwirtschaft hat.

Obwohl man sich über den Grund der spezifischen Lichtemission von lebendigen Zellen noch nicht ganz einig ist, ist die Biophotonenmessung in der Lage, die ganzheitliche Qualität von Lebensmitteln zu testen. Man kann beispielsweise erkennen, ob ein Ei von frei laufenden Hühnern oder aus der Legebatterie stammt. Bei gleicher biochemischer Zusammensetzung zeigen Freilandeier eine deutlich höhere Lichtspeicherfähigkeit als Eier aus Batteriehaltung – sie enthalten also mehr Lebensenergie, die sie an den Menschen, der sie isst, weitergeben. Neuere Forschungen legen die Vermutung nahe, dass nicht nur

In Nahrungsmitteln aus biologischem Anbau ist eine größere Menge jener Lichtteilchen enthalten, die auf das Vorhandensein von gespeicherter Sonnenkraft deuten. Mit Hilfe der Hochfrequenzfotografie lässt sich diese Energiestrahlung optisch festhalten.

Fleisch und Eier von artgerecht gehaltenen Tieren enthalten nicht nur weniger Schadstoffe, sie haben auch einen wesentlich höheren Lichtwert als Produkte aus Massentierhaltung. Man erhält diese Nahrungsmittel in vielen Naturkostläden und bei Biometzgern.

die Intensität, sondern auch die Schwankungen in der Lichtstrahlung den Zustand der Zellen anzeigen. So strahlen Tiefkühlwaren weniger und unregelmäßiger Licht ab als frische Nahrungsmittel. Dasselbe gilt für Hydrokulturtomaten im Vergleich zu Freilandexemplaren. Der Einsatz von Kunstdünger und Pestiziden beeinflusst den elektromagnetischen Grundzustand der Nahrung ebenfalls negativ.

Frisches Obst und Gemüse schmeckt nicht nur köstlich, es sieht auch sehr appetitanregend aus. Achten Sie allerdings darauf, möglichst naturbelassene und sonnengereifte Ware zu kaufen.

Elemente einer lichtreichen Ernährung

Man sollte daher auf eingeschweißte Gurken, wässrige Tomaten und fade Dosenkost verzichten und sich nach einer gesunden Alternative umsehen. Pflanzliche Nahrung hat tierischer vor allem eines voraus: Mit Hilfe des in ihren Blättern enthaltenen grünen Farbstoffs Chlorophyll können Pflanzen direkt das Sonnenlicht aufnehmen und in Energie umwandeln. Bei diesem als Photosynthese bezeichneten Prozess wird mit Hilfe der Sonnenstrahlen Wasser und Kohlendioxid zu Glukose verbunden, die den elementaren Grundbaustein der menschlichen Ernährung bildet. Während des Verdauungsprozesses werden sowohl das Kohlendioxid als auch das Wasser wieder freigesetzt und ausgeschieden und die einzelnen Nährstoffe von den Körperzellen aufgenommen. Das pflanzliche Grün liefert dem Organismus rasch verfügbare Biophotonen und ist somit hervorragend als Bestandteil der Sonne-Licht-Kost geeignet.

Die Farben von Obst und Gemüse spiegeln die Lichtschwingungen wider, die man bei ihrem Verzehr aufnimmt. Die reiche Pflanzenwelt, insbesondere die Früchte, umfasst die ganze Farbpalette des Regenbogens: rotwangige Äpfel, zart orangefarbene Aprikosen, sonnengelbe Zitronen, leuchtend grüne Limetten, samtig blaue Heidelbeeren und dunkelviolette Brombeeren, um nur einige Beispiele zu nennen. Aber auch Gemüse zeigt sich gern im bunten Gewand. Man denke nur an Paprikaschoten in ihren verschiedenen Farben, an Auberginen, Rotkohl und Kürbis. Lassen Sie sich beim Einkauf der Sonne-Licht-Kost von Ihren Sinnen verführen. Dabei sollten Sie künstliche Farbstoffe meiden: Sie sind schädlich und noch dazu völlig überflüssig.

Biophotonen gelangen über die Blätter auch in die Pflanzensamen und werden dort gespeichert. Die aus den Samen gewonnenen Öle sind eine geballte Energiereserve. Kombiniert mit sonnenverwöhnten Kräutern und Salaten schmecken sie nicht nur hervorragend, sie helfen uns gleichzeitig, unser Bedürfnis nach Licht zu befriedigen.

Die vier Elemente – harmonisch vereint

Sonnenlicht allein reicht nicht aus, um Pflanzen gedeihen zu lassen. Sie sind vielmehr auf ein Zusammenspiel aller vier Elemente der Natur angewiesen. Mit den Wurzeln sind sie fest in der Erde verankert, die ihnen Nährstoffe und energetische Wachstumsimpulse liefert. Das Wasser lässt sie wachsen und trägt zur Umwandlung des Sonnenlichts in verwertbare Energie bei. Dabei wird Kohlendioxid aus der Luft absorbiert und in Sauerstoff umgewandelt, ohne den Menschen und Tiere nicht leben können.

Wann immer wir biologische Lebensmittel statt industriell hergestellter Ware kaufen, bereiten wir den Boden für eine naturgerechte Produktion im Einklang mit den Elementen: Erde, sauberes Wasser, reine Luft und Feuer – sprich, das Licht der Sonne.

Greifen Sie beim Einkauf von frischen Lebensmitteln möglichst zu heimischen Produkten. Diese haben in der Regel keinen langen Transport hinter sich und enthalten daher noch mehr wertvolle Vitalstoffe.

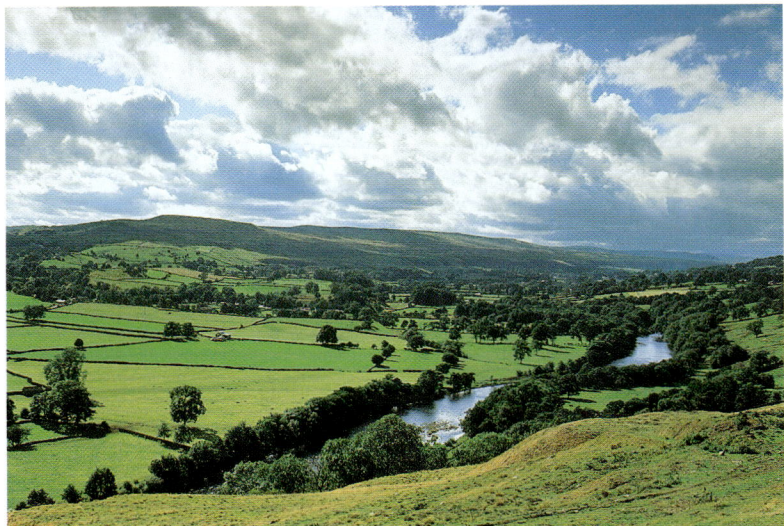

Nur wenn Wasser, Luft und Boden weitgehend frei von Schadstoffen sind, können die Pflanzen Sonnenlicht in verwertbare Energie umwandeln.

Moderne Treibhaustechnologie nutzen

Pflanzen, die in Treibhäusern bei Kunstlicht gezogen werden, machen zwar meistens einen üppigen Eindruck, doch sie bieten dem Organismus längst nicht das, was sie dem Auge versprechen. Um die Vorteile des überdachten Anbaus nutzen zu können, ohne einen verminderten Lichtwert und Nährstoffgehalt in Kauf nehmen zu müssen, statten fortschrittliche, biologisch arbeitende Betriebe ihre Treibhäuser mit sonnenlichtanalogen Beleuchtungssystemen aus. Dadurch sinkt die Nitratbelastung, die Pflanzen haben ein intensiveres Aroma, und ihre Zellen weisen eine »gesunde« Lichtinformation auf.

> Natürlich kann man auf Dauer nicht nur Rohkost zu sich nehmen. Aber man kann schonende Zubereitungsformen für Gemüse wählen, damit möglichst viele Vitamine und Biostoffe erhalten bleiben.

Vitalstoffe nicht vergeuden

Wird Sonne-Licht-Kost erhitzt, leiden darunter nicht nur die wertvollen Vitalstoffe, sondern auch die Lichtkraft. Rohkost enthält folglich wesentlich mehr Biophotonen als alle noch so schonend gegarten Speisen. Kaufen Sie möglichst nur reif geerntete Früchte: Nicht ausgereifte Ware hat nämlich wesentlich weniger Lichtenergie, einen deutlich geringeren Vitamingehalt und viel weniger Aromastoffe.

Essen hat auch immer etwas mit Genuss zu tun. Während manche mit rohem Obst und Gemüse rundum zufrieden sind, sehnen sich andere – vor allem im Winter – nach köstlichen Suppen, würzigen Eintöpfen und allem, was angenehm wärmt. Sonne-Licht-Kost soll nicht zur Selbstkasteiung führen. Dogmatismus und ständiger Verzicht machen eher mürrisch als leicht und lebendig. Auch bei der Sonne-Licht-Kost kommt es daher auf die richtige Kombination an: So viel Rohes, wie man mag, und so viel Warmes, wie man braucht.

Licht zur Stoffwechselregulierung

Man vermutet heute, dass Biophotonen die Grundlage für viele Stoffwechselprozesse bilden. Sind unsere Lichtbatterien leer, so schaltet der Körper im wahrsten Sinne des Wortes auf Sparflamme. Denn ohne Licht fehlen ihm beispielsweise Enzyme, jene Biokatalysatoren, die die

Umwandlungsprozesse der Stoffe im Körper einleiten und beschleunigen. Offenbar sendet die DNS laserartig gebündelte Biophotonenblitze aus, die die körpereigene Enzymausschüttung regulieren. Steht nicht genügend Licht zur Verfügung und sind die Impulse zu schwach, werden zu wenig Enzyme freigesetzt. Der Stoffwechsel verlangsamt sich. Man kann für Unterstützung sorgen, indem man von außen Enzyme zuführt und dadurch die körpereigenen Lichtreserven schont. Sie stecken in Früchten – vor allem in exotischen – und in frischem grünem Gemüse ebenso wie in Wein.

Eine wichtige Zwischenstufe auf dem Weg von der Aufnahme des Lichts aus pflanzlicher Nahrung bis zur Speicherung in der DNS bildet das Adenosintriphosphat (ATP). Als DNS-Baustein ist es überall im Körper vorhanden. Es nimmt die beim Abbau der Glukose frei werdende Energie auf und transportiert sie an die Stellen in der Zelle, wo sie benötigt wird. Damit spielen die ATP-Moleküle im menschlichen Körper eine ähnliche Rolle wie das Chlorophyll in der Pflanze.

Übersäuerung verhindern

Das Säure-Basen-Gleichgewicht ist eine wesentliche Grundlage für das reibungslose Funktionieren des Organismus. Es wird stark von der aufgenommenen Nahrung beeinflusst. Viele Menschen ernähren sich zu sauer. Das bedeutet nicht, dass sie zu viele saure Nahrungsmittel zu sich nehmen: Vielmehr konsumieren sie im Übermaß Säure bildende Nahrungsmittel wie z.B. Süßspeisen.

Der Körper scheidet die überschüssigen Säuren über die Nieren (Harnsäure) oder die Lunge (Kohlensäure) aus. Wenn man jedoch zu viele Fette und Kohlenhydrate zu sich nimmt, beginnt es im Darm zu gären. Der pH-Wert, ein Maß für den Säuregehalt, sinkt unter die neutrale Marke von sieben ab. Dadurch wird die Hormon- und Enzymproduktion gestört – der Stoffwechsel gerät ins Ungleichgewicht.

Sonne-Licht-Kost mit frischem Gemüse, Früchten, Blattsalaten und Gartenkräutern ist hingegen sehr basenhaltig. Mit ihrem hohen Mineralstoffanteil wirkt sie darüber hinaus wie ein Puffer und kann, regelmäßig verzehrt, eine Übersäuerung ausgleichen.

> Ein gestörtes Säure-Basen-Gleichgewicht ist die Ursache für viele Beschwerden und Erkrankungen. Mit der richtigen Ernährung kann man den Säurehaushalt jedoch auf natürliche Weise regulieren.

Vitalität pur

Die natürlich erzeugte Sonne-Licht-Kost macht gesünder und vitaler. Zum einen liefert sie dem Organismus die Lichtenergie, die er braucht, um seine Lebensfunktionen aufrechtzuerhalten. Andererseits bietet sie ihm all die Nähr- und Vitalstoffe, die er zur materiellen Versorgung der Zellen benötigt. Die Biophotonen sind gewissermaßen der »Strom«, den der Körper braucht, um Vitamine, Mineralstoffe und andere Bausteine der Nahrung aufschließen und für sich nutzbar machen zu können. So wird in den folgenden Kapiteln neben dem Licht- und Energieaspekt der Lebensmittel immer auch auf deren ernährungsphysiologischen Wert hingewiesen.

Naturgemäße Ernährung

Sonne-Licht-Kost ist im Prinzip biologische Ernährung. Das Wort »biologisch« kommt aus dem Griechischen und bedeutet, wörtlich übersetzt, so viel wie folgerichtiges Leben, denn »bios« heißt Leben und »logik« steht für folgerichtiges Denken. Mit »biologisch« ist also der naturgemäße Umgang mit einem Lebenssystem gemeint, dem Pflan-

Produkte, die aus kontrolliertem biologischen Anbau stammen, entsprechen der Philosophie des »folgerichtigen Lebens«. Hier werden die Lebensmittel auf weitestgehend chemiefreie und artgerechte Weise gezogen.

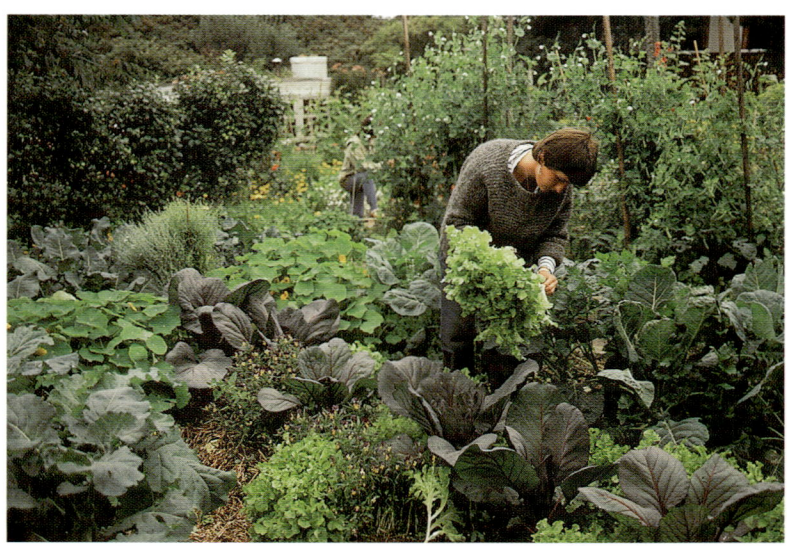

Geben Sie Freilandgemüse den Vorzug: Es bekommt im Gegensatz zur Treibhausware viel natürliches Sonnenlicht ab, und dieses baut das in Pflanzen vorkommende Nitrat ab.

zen, Tiere und Menschen gleichermaßen angehören. »Biologisch« ist damit nicht nur ein Etikett für Lebensmittel, bei deren Erzeugung und Weiterverarbeitung bestimmte Regeln angewandt wurden. Tatsächlich biologische Produkte entstehen vielmehr auf der Basis einer entsprechenden Lebensphilosophie.

Sonnenschein von innen

Bislang ging es in den Ausführungen dieses Buches darum, wie man über die Nahrung Sonnenenergie von außen zuführen kann. Obwohl es auch im menschlichen Organismus selbst einen Stoff gibt, der uns zu »sonniger« Stimmung verhilft: das Serotonin – ein Botenstoff, der im Gehirn aus Eiweißbausteinen gebildet wird und für Appetit, Gemütslage und Lebensgefühl ganz entscheidend mitverantwortlich ist. Interessanterweise sinkt der Serotoninspiegel parallel zur Abnahme der Kraft der Sonnenstrahlen.

Serotonin wird oft auch als Gute-Laune-Hormon bezeichnet, da es sich sehr positiv auf die seelische Verfassung auswirkt. Es vermittelt das Gefühl von Wohlbefinden und angenehmer Sättigung und fördert zugleich den Schlaf.

Hormone für gute Stimmung

Bewohner des hohen Nordens, denen im Winterhalbjahr nur ein paar Stunden Tageslicht vergönnt sind, greifen angeblich besonders gern zu Alkohol. Eine Erklärung dafür könnte sein, dass Alkohol den Abbau von Serotonin deutlich hemmt. Dabei ist Alkohol nicht gleich Alkohol: Wohltuend ist vor allem Wein – vorausgesetzt natürlich, er wird in Maßen genossen. Auch treiben Zucker und kohlenhydratreiche Kost den Serotoninspiegel im Winter in die Höhe. So ist es kaum erstaunlich, dass im Winter verführerische Süßigkeiten und deftige Eintöpfe Hochkonjunktur haben. Doch spätestens, wenn der Hosenbund kneift und der Gürtel weiter geschnallt werden muss, zeigt sich, dass man dem Körper durch diese Lebensweise auf Dauer nicht unbedingt zu mehr Leichtigkeit und Lebendigkeit verhelfen kann. Die energetisch wertvolle und zugleich wohlschmeckende Sonne-Licht-Kost führt auf viel gesündere Weise genauso zu Wohlbehagen und verringert ganz von allein die Lust auf süße, sahnige, fettige und andere dick machende Speisen.

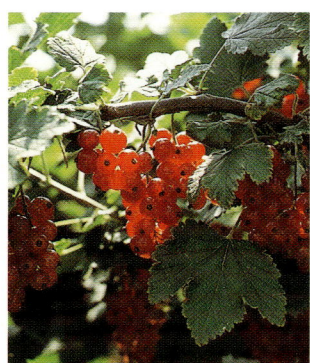

*Ihr hoher Gehalt an Vital-
stoffen und ihre Licht-
speicherfähigkeit machen
Früchte zu erstklassigen
Energielieferanten.*

Wegen ihrer leuchtenden
Farben und ihres süßen
Geschmacks werden
Früchte in vielen Sagen zu
Symbolen der Verführung
stilisiert. In der Mythologie
spielen sie eine wichtige
Rolle als Speise der Götter.

Früchte – Lichtkraft pur

Haben wir Lust auf besonders sonnenverwöhnte Nahrungsmittel, so fallen uns sicher zuerst die Früchte ein – rotbackige Äpfel, samtig süße Aprikosen, pralle Beeren, saftige Orangen und all die Exoten aus wärmeren Gebieten, wie Ananas, Papaya, Kiwi und Mango, die sich längst auch auf unseren Märkten einen festen Platz erobert haben.

Die Blätter der fruchttragenden Bäume und Stauden enthalten wie alle grünen Pflanzen Millionen von winzigen Chlorophyllmolekülen, die als Rezeptoren der lebenswichtigen Sonnenstrahlen dienen, mit deren Hilfe auf dem Weg der Photosynthese Nährstoffe entstehen. Diese wiederum werden gemeinsam mit zahlreichen Biophotonen auf direktem Weg zu den heranreifenden Früchten und Samen transportiert. So steckt in den Früchten strahlende Lichtkraft, die wir nach außen hin als Farbschwingungen wahrnehmen können.

Da sie auch ohne Zubereitung köstlich schmecken, sind sie ein hervorragender Energielieferant für zwischendurch. Auch Kinder, die beim Gedanken an Gemüse oft angewidert die Mundwinkel verziehen, sind von einer süßen Frucht leicht zu überzeugen. Früchte sind zum Inbegriff von gesundem Genuss geworden. Allein ihre Farben- und Formenvielfalt macht Lust, einfach in sie hineinzubeißen.

Auf das richtige Timing kommt es an

Früchte sind leicht verdaulich und haben nur eine sehr kurze Verweilzeit im Darm. Daher sind sie besonders als Zwischenmahlzeit gut bekömmlich. Man sollte sie möglichst nicht als Nachtisch essen, da ihre Ausscheidung von den schwerer verdaulichen anderen Speisen blockiert wird. Dadurch kann es zu unangenehmen Gärungsprozessen im Darm kommen. Desgleichen sollte man nach dem Verzehr von Früchten etwa 30 Minuten lang nichts anderes zu sich nehmen.

Heimische Genüsse

Obwohl es auf den deutschen Märkten zu keiner Zeit ein so vielseitiges Angebot an bunten und exotischen Früchten aus aller Welt gegeben hat wie heute, wollen wir zunächst einen Blick auf die heimischen Köstlichkeiten werfen. Lassen Sie sich dazu anregen, Ihren Speiseplan mit Produkten aus regionalem Anbau phantasievoll zu erweitern.

Kulturpflanze mit Tradition – der Apfel

Der Apfel zählt zu den ältesten Früchten der Erde. In der Antike galt er als Symbol der Fruchtbarkeit, in der christlichen Mythologie ist er die verbotene Frucht der Erkenntnis. Schon in der vorgeschichtlichen Zeit wurden Wildäpfel gesammelt und als Wintervorrat getrocknet. Wie archäologische Funde beweisen, kultivierte man in unseren Breiten bereits vor 5000 Jahren die ersten Apfelbäume. Nach und nach entwickelten sich daraus die verschiedensten Kulturformen.

In den letzten Jahrzehnten fielen jedoch viele alte Sorten »modernen« Qualitätsnormen zum Opfer. Hohe Erträge und ein makelloses Erscheinungsbild wurden gegenüber geschmacklichen und gesundheitlichen Aspekten immer wichtiger. Dennoch regt sich in jüngster Zeit wieder das Interesse der Erzeuger und Verbraucher an den Klassikern von einst. Das ist nur zu begrüßen, denn sie sind oft für die regionalen Klima- und Bodenbedingungen besser geeignet und können dort auch einen individuellen, charakteristischen Geschmack entwickeln.

Bewährtes Naturheilmittel

Bereits Hildegard von Bingen, die Pionierin der Naturheilkunde, pries die gesundheitsfördernde Wirkung von Äpfeln. Sie enthalten nämlich neben geballter Sonnenenergie Mineralstoffe wie Kalzium, Phosphor, Eisen, Magnesium und Kalium, dazu reichlich Vitamin A, B1 und B2 sowie Pektin. Letzteres findet sich vor allem in der Apfelschale und wird als natürliches Geliermittel verwendet. Im Darm quillt Pektin auf wie ein saugfähiger Schwamm. Dabei nimmt es nicht nur Wasser, son-

Äpfel enthalten insgesamt 20 verschiedene Vitamine und Mineralstoffe. Die meisten befinden sich allerdings direkt unter der Schale, weshalb man darauf verzichten sollte, die Frucht zu schälen.

Äpfel gibt es in den unter-
schiedlichsten Sorten: von
mehlig bis fest, von süßlich
bis säuerlich, groß oder
klein. Manche eignen sich
besonders gut für Kuchen,
andere für Kompotte, Säfte
oder einfach als knackiger
Imbiss zwischendurch.

dern auch giftige Substanzen, Bakterien und Gärstoffe auf, um sie auf schnellstem Wege den Ausscheidungsorganen zuzuführen. Die in Äpfeln enthaltenen Gerbstoffe haben eine entzündungshemmende Wirkung. Bei kleineren Wunden und Blutungen tragen sie zu einer schnelleren Heilung bei, da sie die Gefäße zusammenziehen. Morgens nüchtern genossen und gut gekaut, fördert ein Apfel auf sanfte Weise die Verdauung und regt den Appetit an.

Bratäpfel

Im Winter, wenn die Sonne ihren tiefsten Stand erreicht hat und kaum noch strahlt, wächst unsere Sehnsucht nach allem, was wärmt und uns Energie verleiht. Machen Sie es sich daheim bei einem Glas Glühwein gemütlich, und genießen Sie dazu köstliche Bratäpfel nach folgendem Rezept:

Zutaten (für 4 Personen): 4 säuerliche Äpfel (z. B. Boskop) 100 g Quark • 60 ml Sahne • 1 EL Zimt • 1 Messerspitze gemahlene Vanille • 2 EL Rosinen • geriebene Schale von je 1/2 Zitrone und Orange (unbehandelt) • 1 EL Honig • 2 EL gehackte Walnüsse 500 ml Weißwein oder Apfelsaft

Zubereitung: Die Äpfel waschen, das Kerngehäuse ausstechen und die Schale an den Seiten einritzen, damit sie nicht aufplatzt. Alle Zutaten außer dem Wein bzw. Saft gut vermischen und die Äpfel damit füllen. Eine Auflaufform etwa 1 Zentimeter hoch mit dem Wein bzw. Saft füllen und die Äpfel hineinlegen. Bei 200 °C etwa 20 Minuten backen.

Tipp Die Bratäpfel schmecken besonders gut, wenn sie mit Vanillesauce serviert werden.

Apfelprodukte

Obwohl bei der Weiterverarbeitung von rohen Früchten in der Regel Vitamine, Mineralien, Zellschutzstoffe und Lichtenergie verloren gehen, haben schonend zubereitete Apfelprodukte einiges zu bieten:

▶ Apfelsaft, auch Apfelsüßmost genannt, ist nicht nur ein köstliches Erfrischungsgetränk, sondern hat zusätzlich eine beruhigende und entspannende Wirkung. Der Nervenarzt Georg Reid setzt ihn im Rahmen einer Rohkostkur zur Behandlung von entzündlichen Prozessen im Zentralnervensystem ein. Auch Verdauungsstörungen lassen sich oft mit Apfelsaft kurieren. Mit etwas Wasser verdünnt, mit einer Zimtstange gewürzt und erwärmt (nicht gekocht), ist er außerdem ein abwehrsteigerndes Wintergetränk.

▶ Getrocknete Äpfel und das aus ihnen gewonnene Apfelpulver sind reich an Frucht- und Traubenzucker und deshalb eine optimale Sportlernahrung. Auch für Kinder und ältere Menschen stellen sie eine wertvolle und leicht erschließbare Energiequelle dar. Ein positiver Nebeneffekt: Wie der Saft der Äpfel wirken auch Trockenfrüchte der Darmträgheit und anderen Verdauungsproblemen entgegen.

▶ Apfelschalentee wirkt dank seines hohen Phosphorgehalts nervenstärkend und beruhigend. Er steigert die Konzentrationsfähigkeit. Unterstützend kann der Tee auch bei der Behandlung von Gicht, rheumatischen Beschwerden, Leber- und Nierenerkrankungen, niedrigem Blutdruck, Herzbeschwerden und Hautausschlägen eingesetzt werden.

▶ Die in Apfelessig enthaltene Säure sorgt dafür, dass Bakterien der Weg in den Darm versperrt wird. Gleichzeitig versorgt Apfelessig die Zellen mit Enzymen, Aminosäuren, Kalzium und Eisen.

Äpfel wirken – je nach Bedarf – verdauungsfördernd oder stopfend. Vielen Magen- und Darmproblemen kann man daher ganz leicht vorbeugen, indem man täglich einen Apfel isst.

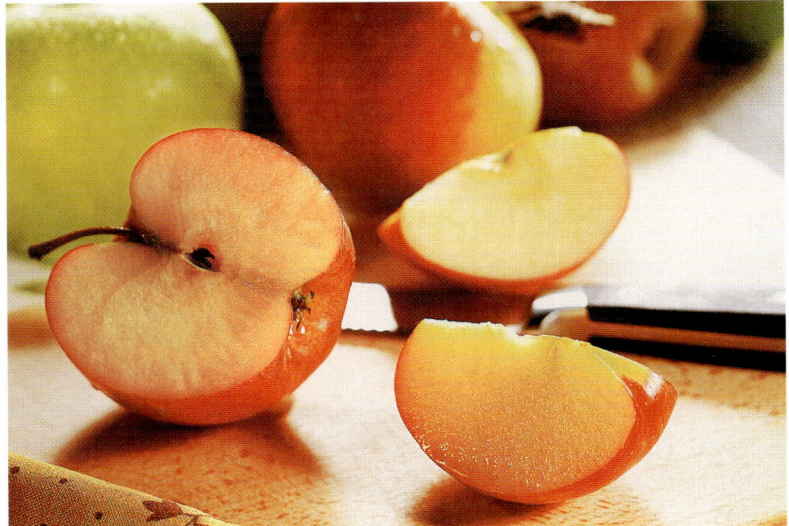

Kein anderes Obst ist so vielseitig wie der gute alte Apfel. Man kann ihn für zahllose Gerichte und Getränke verwenden, wenn man ihn nicht gleich als Zwischenmahlzeit verzehrt.

Anwendungen mit Apfelessig

▶ **Apfelessig-Fitnessdrink**
2 Teelöffel Apfelessig mit
1 Teelöffel Honig in 1 Glas
lauwarmem Wasser verrühren
und morgens nüchtern trinken.

▶ **Apfelessigbad**
Ein Bad mit Apfelessig
(1/2 Liter pro Vollbad) erfrischt
und belebt den ganzen Körper.
Und es macht die Haut wunderbar geschmeidig und glatt.

▶ **Apfelessig pur**
Schon eine kleine Menge Apfelessig regt die Darmtätigkeit an
und befördert überschüssiges
Fett auf schnellstem Weg aus
dem Körper. So können Fett-
polster gar nicht erst entstehen.
Sie sollten den Essig auf keinen
Fall in großen Mengen, sondern
nur tropfen- oder teelöffelweise
den Speisen oder Getränken
beigeben.

Achtung Bei Darm- und Magenentzündungen kann Apfelessig nicht mehr ausreichend durch Basen neutralisiert werden. Dies kann eine fortschreitende Magenübersäuerung zur Folge haben. Weichen Sie in solchen Fällen auf Papaya aus.

▶ Auch Apfelmus enthält noch immer eine Fülle wertvoller Inhaltsstoffe. Am besten schmeckt das Mus der festeren, säuerlichen Sorten: Dazu zerteilt man die gewaschenen, ungeschälten Früchte und entfernt das Kerngehäuse. Man gibt die Apfelschnitze in einen Topf und bedeckt sie mit Wasser. Dann dünstet man das Fruchtfleisch mit etwas Zitronenschale gar, streicht das Mus durch ein Sieb und schmeckt es mit Honig ab. Wer noch einen Teelöffel Spirulinapulver unterrührt, gönnt seinen Zellen zusätzliche Lichtenergie.

Natürliches Süßungsmittel – Birnen

Birnen haben, sofern sie aus artgerechtem Anbau stammen, einen hervorragenden Lichtwert. Zudem enthalten sie verschiedene Vitamine der B-Gruppe, die das Wachstum fördern und die Nerven stärken. Aufgrund ihres hohen Gehalts an Kohlenhydraten und des im Vergleich zum Apfel geringen Anteils an Fruchtsäure schmecken sie besonders

Birnen enthalten gerade einmal ein Fünftel der Fruchtsäuremenge, die ein Apfel aufzuweisen hat – bei gleich hohem Zuckergehalt. Sie sind reich an Vitamin C sowie an Folsäure, dem Gute-Laune-Vitamin aus der B-Gruppe.

süß. Bei der Herstellung von Speisen aus bzw. mit Birnen kann meistens auf die Zugabe von Zucker verzichtet werden. Der aus Birnen gewonnene Dicksaft wird sogar als Süßungsmittel verwendet.

Herbe Schönheiten – Quitten

Meist haben Quitten eine harte Schale und sind nur gekocht genießbar, wobei allerdings ihr Lichtwert verringert wird. Wegen ihres intensiven Aromas sind sie vielfältig einsetzbar: als Duft- und Würzstoff in Spirituosen oder zur Parfümierung von Räumen und Schränken. Die pektinhaltigen Früchte eignen sich hervorragend für die Herstellung von Kompott, Konfitüre, Gelee und Mus.

Kleine Vitaminbomben – Beeren

Die Natur bietet einen reichen Schatz an wilden Früchten, die sich ihr ursprüngliches Aroma bewahrt haben. Ihre intensive rote, blaue oder violette Farbe verdanken sie so genannten Anthozyanen, in denen gesundheitlich wertvolle Farbschwingungen gespeichert sind. Diese Pigmente sind vor allem in Schwarzen und Roten Johannisbeeren, Heidel-, Holunder-, Sanddorn- und Brombeeren enthalten. Darüber hinaus kommen sie in großen Mengen in dunklen Süßkirschen, Roter Bete, roten Paprikaschoten und Blutorangen vor.

Welche Farbe entsteht, hängt vom pH-Wert des Zellsafts der Pflanze ab: Im sauren Bereich werden die Beeren rot (z.B. Rote Johannisbeeren), im alkalischen Bereich blau (z.B. Heidelbeeren) und im Übergangsbereich mehr oder weniger violett. Daneben entscheiden die Anteile an den Mineralstoffen Eisen und Magnesium über die Farbnuancen.

Die für den Rohverzehr geeigneten Beerensorten lassen sich zwar sehr gut einfrieren, büßen dann aber innerhalb weniger Tage einen Großteil ihrer Biophotonenstrahlung ein. Auch beim Einkochen geht ein Großteil der Lichtkraft verloren. Was in Konfitüren und Gelees jedoch bewahrt bleibt, sind das intensive, oft eigenwillige Aroma und viele Vitalstoffe. Herbe, säuerliche Sorten, die roh ungenießbar sind, lassen sich meist durch die Kombination mit Äpfeln und Birnen verfeinern.

Quitten waren schon bei den alten Griechen sehr beliebt, die die duftenden, gelben Früchte nach der kretischen Stadt »Apfel von Kydonia« nannten. Von Griechenland aus verbreiteten sich die anspruchslosen, sonnenliebenden Pflanzen im ganzen Mittelmeerraum.

Wirkungsspektrum der Beerenpigmente

Die Pflanzenpigmente der verschiedenen Beeren wirken auf folgende Körperfunktionen:

▶ Unterstützung nahezu aller Steuer-, Funktions- und Koordinationsprozesse im Gehirn

▶ Harmonisierung der Hypophysenfunktion und des Gehirnstoffwechsels

▶ Reinigung und Entschlackung des Gefäßsystems im Gehirn und damit Verhinderung bzw. Verzögerung von Gehirnsklerose

▶ Generelle Harmonisierung des Drüsensystems, vor allem der Schilddrüsenfunktion

▶ Stärkung des Immunsystems

▶ Verbesserung der Zellatmung und des Zellstoffwechsels

▶ Feinabstimmung der Übertragung von Impulsen und Schwingungen vom Gehirn zu den einzelnen Körperzellen des Organismus

▶ Regeneration des Verdauungssystems

▶ Schaffung eines optimalen Milieus für die Ansiedlung von körperfreundlichen Mikroorganismen wie den Acidophilus-, Bifidus- und Bacillus-subtilis-Bakterien

Johannisbeersorbet mit Sekt

So vitamin- und mineralstoffreich wie kaum eine andere Fruchtfamilie, zählen Beeren zu den wirksamsten Gesund- und Fitmachern unter den Obstarten. Es gibt die kleinen, saftig weichen Früchte in Rot, Violett und Blau.

Das leicht säuerliche Johannisbeersorbet ist ein herrlich erfrischendes Dessert, besonders an heißen Sommertagen.

Zutaten (Vorratsportion): 500 g Rote Johannisbeeren Honig nach Geschmack • 250 ml Sahne • 1 Flasche Sekt

Zubereitung: Die Beeren vom Stielansatz befreien und waschen, einige Früchte zum Garnieren aufheben. Die Beeren in wenig Wasser kurz aufkochen und durch ein Sieb streichen. Das Beerenmus mit Honig süßen, abkühlen lassen und die geschlagene Sahne unterheben. Die Masse ins Gefrierfach stellen und über einen Zeitraum von 3 Stunden alle 30 Minuten gut durchschlagen, damit sich keine Kristalle bilden. Dann mindestens 4 Stunden lang frieren lassen. Aus dem fertigen Sorbet Kugeln ausstechen, in hohe Gläser füllen, mit gekühltem Sekt übergießen und mit den übrigen Beeren garnieren. Sofort servieren.

Europäische Köstlichkeiten

Nachdem Sie sich von den bei uns wachsenden Früchten zu wohlschmeckenden, belebenden Gerichten haben inspirieren lassen, sollten Sie nun einen Blick auf die vor allem in den südlichen europäischen Ländern angebauten Obstsorten werfen. Viele von ihnen sind aus Asien nach Europa gekommen.

Belebende Frische – Pfirsiche

Der Pfirsich stammt aus China, wo er seit über 2000 Jahren kultiviert wird. Er gelangte über Japan und Persien nach Europa. Heute sind die bedeutendsten Pfirsichanbauländer Griechenland, Italien und Spanien. In seiner Heimat China rankten sich um den Pfirsich zahlreiche Legenden. Ihm wurde eine verjüngende Wirkung zugeschrieben oder sogar die Kraft, Unsterblichkeit zu verleihen. Noch heute ist er ein Fruchtbarkeitssymbol.

Wie energiegeladen der Pfirsich ist, zeigt ein Blick auf seine Inhaltsstoffe: Neben viel Lichtenergie enthält er große Mengen Vitamin A, B und C, Eisen, Kalium, Kalzium, Magnesium, Natrium und Zink, das eine wichtige Rolle bei der Spermabildung und beim Hautstoffwechsel spielt. Pfirsiche sind reich an Farbschwingungen des Sonnenschutzpigments Beta-Karotin, wie übrigens alle tiefgelben und orangefarbenen Früchte. Darüber hinaus weisen sie Flavonoide auf, die vor Gefäßerkrankungen und Durchblutungsstörungen schützen. Ihre milde Fruchtsäure wirkt stark appetitanregend, und das günstige Kalium-Natrium-Verhältnis regt die Nierenfunktion an. Dank der harntreibenden und entwässernden Wirkung entlasten Pfirsiche Lunge, Herz und Kreislauf. Bei Nierenbeschwerden empfiehlt die traditionelle Naturheilkunde daher Fruchttage, an denen ausschließlich Pfirsiche oder Aprikosen gegessen werden sollten.

Pfirsiche schmecken in Süßspeisen, aber auch zu Gemüse. Sie harmonieren gut mit Rohkost, besonders in Kombination mit knackigem Eissalat oder geriebenen Karotten, und verleihen dann den Gerichten ein angenehmes, leicht exotisches Aroma.

Auch der Pfirsich hat verschiedene Unterarten, so z. B. den weißen Pfirsich, der sich durch ein sehr helles, festes Fruchtfleisch auszeichnet. Eine glatthäutige Variante ist die Nektarine.

So bekommen Sie eine Pfirsichhaut

Kosmetikpräparate mit Pfirsich- und Aprikosenextrakten sorgen für eine glatte Haut und feine, saubere Poren.

▶ Frischer Pfirsich- oder Aprikosensaft ist ein wunderbar harmonisierendes Gesichtstonikum. Einfach mit dem Wattebausch auftragen und wie eine Maske einwirken lassen. Gründlich mit Wasser abspülen.

▶ Aus Pfirsich- oder Aprikosenkernmehl lässt sich ein gutes Peeling herstellen: 1 Esslöffel Pulver mit lauwarmem Wasser anrühren, auf das gereinigte Gesicht auftragen und mit den Fingerspitzen sanft einmassieren. Dabei besonders Problemzonen wie Nase, Stirn und Kinn bearbeiten. Mit einem feuchten Waschlappen abreiben.

Verjüngungskur für die Zellen – Aprikosen

Wie der Pfirsich ist auch die Aprikose in China beheimatet. Konfuzius soll beim Meditieren unter einem Aprikosenbaum Erleuchtung erlangt haben. In westlichen Legenden gilt die orangefarbene Frucht mit der samtigen Haut als das Symbol der Weiblichkeit. So wurde die weibliche Scham im mittelalterlichen Frankreich abricot genannt.

Aprikosen haben einen hohen Lichtwert, viel Eisen und Beta-Karotin, das nicht nur heilsam für die Haut ist (z.B. sollte man bei Hautunreinheiten Aprikosen essen), sondern sich auch positiv auf alle Wachstumsprozesse auswirkt. Besonders für schwangere Frauen ist weiterhin von Bedeutung, dass Aprikosen dank ihres hohen Kaliumanteils ein hochwirksames Entwässerungsmittel sind und somit Abhilfe bei geschwollenen Beinen schaffen.

Aprikosen regen die Zellbildung an und wirken daher auf den ganzen Organismus gewissermaßen verjüngend. Sie panzern die Körperzellen gegen Immungifte und freie Radikale. Auch helfen sie gegen Abgeschlafftheit und heben ganz allgemein die Stimmungslage.

Spritzige Zitrusfrüchte

Schon allein der Anblick von Zitrusfrüchten lässt ahnen, wie viel Lichtkraft in ihnen steckt. Sehen doch die Scheiben der geschnittenen Früchte aus wie kleine Sonnen, die je nach Färbung im Morgen-, Mittags- oder Abendlicht erstrahlen. Gerade rechtzeitig zum Wintereinbruch sind sie reif und bringen Abwechslung in die winterliche Obstschale. Dass die ursprünglich aus Südostasien stammenden Lichtspender ausgesprochen reich an Vitamin C sind, das auch bei kaltem und feuchtem Klima vor Infekten schützt, ist allgemein bekannt. Daneben enthalten sie die Vitamine A, B1 und B6, die Mineralien Kalium, Kalzium, Magnesium und Phosphor sowie die Spurenelemente Eisen, Fluor, Kupfer, Schwefel und Zink. Sie stimulieren die körpereigenen Energien, stärken die Zellmembranen und töten Keime ab. Außerdem sind Zitrusfrüchte ein gutes Beispiel dafür, dass nicht alles im Körper sauer wirkt, was sauer schmeckt: Die in ihnen enthaltenen Fruchtsäuren werden nämlich vom Organismus in Basen umgewandelt und wirken dadurch einer Übersäuerung sogar entgegen.

Zitrusfrüchte, mit Ausnahme von Zitronen und Limetten, sind ideal als kleine Zwischenmahlzeit geeignet. Orangen, Pampelmusen und Grapefruits passen außerdem sehr gut zu Rohkost und Blattsalaten wie Rucola, Chicorée oder Feldsalat. Am besten schmecken sie filetiert, d. h. ohne die weißliche Haut, die die einzelnen Fruchtstücke umhüllt. Das Entfernen dieser Haut ist auch beim Kochen dringend zu empfehlen, denn sie kann durch das Erhitzen bitter werden und dadurch das ganze Gericht verderben. Frisch gepresste Säfte aus Zitrusfrüchten – einzeln oder kombiniert – sind ein besonders lichtvoller Genuss.

Voll gesunder Bitterstoffe – Grapefruits

Die Grapefruit wird oft mit der Pampelmuse verwechselt. Sie wächst jedoch anders als diese in hängenden Trauben an relativ niedrigen Bäumen. Der Name »Grapefruit« kommt aus dem Englischen: »grape« heißt Traube, und »fruit« bedeutet Frucht. Grapefruits gedeihen vor allem in subtropischen Klimazonen.

Die im Fruchtfleisch der Grapefruit enthaltenen Bitterstoffe regen den Appetit und die Verdauung an. Der aus den Kernen gewonnene Extrakt soll eine stark fäulnishemmende Wirkung haben. Er hilft gegen Bakterien, Viren, Pilze und Parasiten, wie Staphylokokken, Streptokokken, Candida und Herpes. Grapefruitextrakt ist ein ausgezeichnetes Mittel, um sich gegen Erkältungskrankheiten zu wappnen.

Zitrusfrüchte sind aus der Küche nicht wegzudenken. Ihr Fruchtfleisch, ihre Schale und ihr vitaminreicher Saft geben unzähligen Gerichten und Getränken erst den letzten Pfiff. Vor allem Zitronensaft ist darüber hinaus ein wirksames Hausmittel gegen Erkältungskrankheiten.

Die kernlose Variante – Klementinen

Klementinen sind eine ausgesprochen wohlschmeckende Kreuzung aus Bitterorange und Mandarine. Sie sind sehr süß, kernlos und einfach zu schälen. Deshalb sind sie – besonders in der kalten Jahreszeit – der ideale Kraftspender für zwischendurch.

Viele aromatische Fruchtsaftgetränke oder alkoholische Mixgetränke lassen sich mit Limettenscheiben oder ein paar Spritzern Limettensaft raffiniert verfeinern.

Tropische Alternative zur Zitrone – Limetten

Die Limette ist extrem kälteempfindlich und gedeiht vor allem in den Tropen. Sie ist wesentlich aromatischer und saftiger als die Zitrone, wenngleich sie weniger Vitamin C enthält. Sie versorgt den Körper mit Kalium, Kalzium und Eisen.

Saftige Nervennahrung – Mandarinen

Mandarinen sind süß und aromatisch, doch leider mit vielen Kernen gespickt. Deshalb haben ihnen mittlerweile kernarme Züchtungen wie die »Satsuma« den Rang abgelaufen. Neben reichlich Vitamin C enthalten sie u. a. Vitamin A und Kalium.

Kaum ein Lebensmittel enthält mehr Lichtenergie als Zitrusfrüchte. Ihre intensiven Farbschwingungen sind nicht nur gesundheitlich wertvoll, sondern erfreuen in der kalten Jahreszeit auch das Auge.

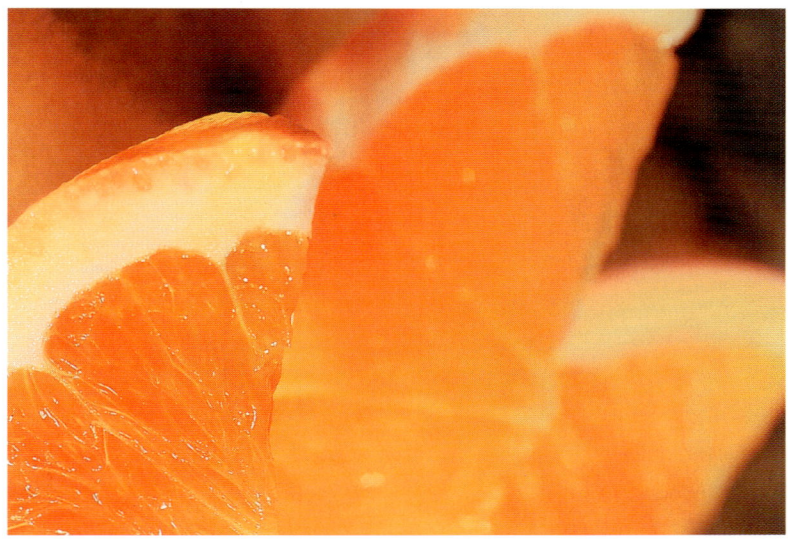

Gehaltvolle Sonnenfrüchte – Orangen

Orangen, oft auch Apfelsinen genannt, wachsen in allen wärmeren, sonnenreichen Klimazonen. Sie zählen heute zu den am meisten verkauften Obstsorten der Welt. Außer bedeutenden Mengen an Vitamin C weisen sie vor allem Vitamin A und verschiedene Vitamine der B-Gruppe auf. Orangen wirken harntreibend und allgemein belebend. Besonders empfehlenswert sind Blutorangen, da sie außergewöhnlich intensive Farbschwingungen aufweisen.

Riesig und strahlend gelb – Pampelmusen

Pampelmusenbäume brauchen ein warmes, sonnenverwöhntes Klima. Sie können bis zu 20 Meter hoch werden und Früchte von mehreren Kilogramm Gewicht hervorbringen. Wie die Grapefruit enthält auch die Pampelmuse Bitterstoffe, die den Appetit anregen und die Verdauung fördern.

Würze mit frischer Note – Zitronen

Die besonders saure, sonnengelbe Zitrone enthält neben reichlich Lichtkraft und Vitamin C eine Fülle von wichtigen Mineralien und Spurenelementen. Sie wirkt entzündungshemmend, hält die Arterien elastisch und geschmeidig, senkt den Cholesterin- und Harnsäurespiegel und regt die Darmtätigkeit an. Bei Infektionen im Mund- und Rachenraum hilft das Gurgeln mit Zitronenwasser (dazu den Saft von einer Zitrone mit einem Glas Wasser mischen).

Zitrusfrüchte haben eine gute Lagerfähigkeit. Kühl und trocken aufbewahrt, halten sie sich problemlos ein bis zwei Wochen. Schalen und Fruchtfleisch sind oft mit Pestiziden und chemischen Düngemitteln belastet. Kaufen Sie daher möglichst Früchte aus biologischem Anbau.

Dezemberpunsch mit Zitrusfrüchten

Im Winter können Sie aus Zitrusfrüchten wohlig wärmende Punschgetränke zubereiten. Hier ein Beispiel:
Zutaten (für 10 Gläser): 300 g flüssiger Honig • 1 l heißer schwarzer Tee • Saft von 2 Zitronen • Saft von 2 Orangen • 300 ml Orangenlikör 1 TL Zimtpulver • 250 g geschlagene Sahne

Die meisten der fruchtigen Exoten schmecken überaus aromatisch, so richtig nach Urwald und Sonne. Sie sind noch nicht so überzüchtet wie viele der europäischen Obstarten, die statt auf Aroma nur noch auf Ertragsreichtum, Schädlingsresistenz und äußere Schönheit getrimmt werden.

Zubereitung: Den Honig im Tee auflösen. Zitronen- und Orangensaft, Orangenlikör und Zimt zugeben. Die Mischung in einem Topf unter ständigem Rühren erhitzen, aber nicht kochen. In hitzebeständige Gläser füllen und mit einer Sahnehaube garnieren.

Sonnenverwöhnte Exoten

Zum alltäglichen Angebot in unseren Obstläden gehören längst unzählige exotische Früchte. Einige der aus tropischen und subtropischen Regionen der Welt stammenden Fruchtarten sind zu sonnenliebend, um sich mit dem raueren europäischen Klima anzufreunden. Diese sind dann bis heute Exoten geblieben. Mittlerweile gibt es auch ein breites Angebot exotischer Früchte aus biologischem Anbau, wenn sie auch deutlich teurer sind als vergleichbare Ware aus konventioneller Ernte. Bei den Initiativen für alternative Anbaumethoden in der so genannten Dritten Welt geht es jedoch eher um soziale Gerechtigkeit, Schonung der Umwelt und eine Verbesserung der Lebensverhältnisse für die einheimische Bevölkerung als um Profit.

In energetischer Hinsicht sind Exoten besonders wertvoll, denn sie sind in ihren Herkunftsländern einer intensiven Sonnenstrahlung ausgesetzt. Ihre Farbenpracht verrät, welche Schwingungsqualitäten sie zu bieten haben. Neben dem hohen Lichtwert sind sie reich an Vitalstoffen. Manche Sorten schonen zudem aufgrund ihres hohen Enzymanteils die in den Zellen gespeicherten Biophotonenvorräte.

Enzymhaltiger Appetitanreger – Ananas

Ananas enthält neben vielen Mineralstoffen auch proteinaufspaltende Enzyme aus der Gruppe der Bromelaine, die eine blutdrucksenkende, entspannende, entzündungshemmende und schleimlösende Wirkung haben. Reife Früchte sind nicht nur sehr lichtstark, sondern auch vitaminreich, saftig und aromatisch. Ein Nachteil der Ananas ist allerdings, dass die scharfe Fruchtsäure bei empfindlichen Menschen zu Reizungen der Magenschleimhaut führen kann.

Früchte in genialer Verpackung – Bananen

Der hierzulande wohl meistverzehrte Exot ist die Banane. Sie ist ausgesprochen reich an Lichtenergie und Vitalstoffen. Eine einzige große Banane genügt, um den Tagesbedarf an Vitamin B6 zu decken. Weil Bananen zudem viele Kohlenhydrate enthalten und deshalb gut sättigen, stellen sie eine gesunde, energiespendende Zwischenmahlzeit dar. Kaufen Sie möglichst Früchte aus biologischem Anbau, da konventionelle Ware zum Nachreifen oft mit giftigen Gasen behandelt wird.

Schnelle Energielieferanten – Feigen

Die Feige ist eine Köstlichkeit aus dem Nahen Osten und Vorderen Orient. Da sie allerdings auch schon seit Jahrtausenden rings ums Mittelmeer angebaut wird, zählt sie bei strenger Betrachtung nicht unbedingt zu den Exoten. Besonders süß sind die Früchte, wenn man sie zur Erntezeit in südlichen Ländern von wild wachsenden Bäumen pflückt. Es lohnt sich, im Urlaub Ausschau danach zu halten. Neben viel Sonnenenergie, Mineralstoffen und Blut bildenden Pigmenten enthält die Feige das verdauungsfördernde Enzym Fizin.

Grünes Wunder gegen Stress – Kiwis

Die neuseeländische Kiwi mit der rauen, pelzigen Haut hat in den letzten Jahren unsere Märkte erobert und ist mit ihrem beerig frischen, süßsäuerlichen Aroma aus keinem Fruchtsalat mehr wegzudenken. Der hohe Vitamin-C-Anteil stärkt die körpereigene Abwehr und verhilft bei Frühjahrsmüdigkeit zu einem aufmunternden Energiestoß.

Vitalität aus den Tropen – Mangos

Die Mango wird in Indien seit mehr als 4000 Jahren kultiviert und als Geschenk der Götter verehrt. Die lichtstarke Frucht enthält neben reichlich Kohlenhydraten alle acht essenziellen Aminosäuren und mehr wachstumsförderndes Vitamin A als jede andere Frucht. Die in

Ihr volles Aroma entfalten die exotischen Früchte erst, wenn sie vollständig ausgereift sind. Viele Sorten kommen jedoch noch unreif in den Handel und müssen vor dem Verzehr erst nachreifen, um dem Gaumen so richtig schmeicheln zu können.

31

der Regel unreif geernteten Früchte sind je nach Sorte birnen- bis melonengroß. Sie haben anfangs einen terpentinartigen Nachgeschmack und sind erst dann genießbar, wenn sie auf Fingerdruck nachgeben. Das Fruchtfleisch wird aus der Schale gelöffelt oder püriert.

Einzigartiger Enzymmix – Papayas

Die zu den Melonenbaumgewächsen zählende Papaya mit ihrem zuckersüßen, lachsfarbenen Fleisch ist wegen ihres hohen Enzymgehalts besonders gesund. Das im Latexsaft der Papaya enthaltene Enzym Papain spielt bei der Spaltung von Eiweiß und Fetten im Verdauungsprozess eine zentrale Rolle. Es zerlegt Nahrungseiweiß in kleinste Eiweißbausteine (Aminosäuren) und fördert die Ausscheidung von belastenden Stoffwechselschlacken. Papayas leisten einen wertvollen Beitrag zur Schonung der in unserer DNS gespeicherten Biophotonenvorräte. Bei Magen-Darm-Beschwerden empfiehlt sich eine Kur mit frischen Früchten, die mit etwas Zitronensaft noch zusätzlich aromatisiert werden können.

Papayas wirken harntreibend und haben magenstärkende Eigenschaften. Wenn Sie unter Magenproblemen leiden, sollten Sie die pfeffrig scharfen Kerne, die man sonst mitessen kann, allerdings lieber beiseite lassen.

Sanfte Naturheilmittel – Papayaprodukte

Da das Angebot an frischen Papayas bei uns begrenzt ist, kann man auf zahlreiche Papayaprodukte zurückgreifen:

▶ 1 bis 2 Papayatabletten aus reinem, grünem Fruchtpulver, nach dem Essen eingenommen, fördern die Verdauung und verhindern das Wachstum von fäulniserregenden Bakterien im Dickdarm.

▶ Papayagranulat aus schonend getrockneten Früchten wird in Wasser eingeweicht und wie Kompott gegessen.

▶ Papainkonzentrat wird zur kurmäßigen Anwendung bei Immunschwäche, verdorbenem Magen und gestörter Eiweißverdauung empfohlen, aber auch als natürliches Wurmmittel.

▶ Papayablätter oder Papayakraut werden gekaut. Sie dienen der Vorbeugung von Infektionskrankheiten.

▶ Papayalatex ist ein milchiger Saft, der unter der Schale der grünen Papaya hervorquillt. Er wird zur Behandlung von Eiterherden eingesetzt.

Idealer Pausensnack – Trockenfrüchte

Besonders bei den Exoten stellen getrocknete Früchte eine gute Alternative zur frischen Ware dar. Aber auch einheimische Obstsorten haben in getrockneter Form noch einiges zu bieten. Von Vorteil ist die lange Haltbarkeit der Trockenfrüchte. Durch die Verringerung des Flüssigkeitsanteils von ca. 80 auf etwa 25 Prozent werden die in den Früchten enthaltenen Mikroorganismen in ihrem Wachstum gehemmt und in eine Art »Trockenschlaf« versetzt, so dass der Verderb durch Fäulnis und Schimmelbildung stark verzögert wird.

Schonende Sonnentrocknung

Ob Trockenfrüchte lichtvoll sind oder nicht, hängt stark von der Trocknungstemperatur ab. Eine zu starke Erhitzung der Früchte hat die erhebliche Reduzierung der Biophotonenstrahlung zur Folge. Im Gegensatz zur Trocknung von Back- oder Dörrobst, dem das Wasser bei sehr hohen Temperaturen von über 100 °C entzogen wird, ist die natürliche Sonnentrocknung relativ schonend und damit im Hinblick auf den Lichtwert der Nahrung unbedingt vorzuziehen.

Gesunde Alternative zum Schokoriegel

Bei der Trocknung steigt der Kohlenhydrategehalt um das Vier- bis Sechsfache an; die Anteile der Mineralien und Spurenelemente – vor allem von Kalium, Phosphor, Kalzium und Eisen – nehmen ebenfalls zu. Unter der Einwirkung des Sonnenlichts intensiviert sich darüber hinaus das Aroma. Bei der Anwendung behutsamer Verfahren wird der Gehalt an Vitamin B1, B2 und B6 sowie an Niazin größer, wenngleich kaum Vitamin C erhalten bleibt. Aus all diesen Gründen eignen sich Trockenfrüchte ausgezeichnet als Kraftnahrung für Sportler, wegen ihres geringen Gewichts sind sie zugleich der ideale Wanderproviant. Sie sind eine gesunde, vitalstoff- und lichtreiche Süßigkeit, mit der man vor allem im Winter die gesteigerte Lust auf Süßes stillen und den Serotoninspiegel in die Höhe treiben kann.

Inzwischen gibt es kaum noch eine Obstsorte, die nicht auch in getrockneter Form erhältlich ist. Besonders schmackhaft sind jedoch Aprikosen, Datteln, Feigen und Bananen.

Schadstoffbelastung vermeiden

Industriell getrocknete Früchte werden in der Regel mit großen Mengen Schwefeldioxid behandelt, um eine ungewünschte Verfärbung zu verhindern. Dadurch werden nicht nur wertvolle Vitamine zerstört, sondern möglicherweise auch unangenehme Symptome wie Kopfschmerzen und Verdauungsstörungen ausgelöst. Zum Schutz vor Schädlingsbefall wird die Ware häufig auch noch mit dem Nervengas Methylbromid bedampft, das ebenfalls Rückstände hinterlässt. Aus diesem Grund sollte man beim Einkauf auf biologisch weiterverarbeitete Trockenfrüchte zurückgreifen.

Joghurt-Aprikosen-Mousse

Getrocknete Früchte kann man ohne weitere Zubereitung essen oder im Müsli und Obstsalat genießen. Besonders wohlschmeckend sind jedoch Nachspeisen mit in Saft oder alkoholischen Getränken eingeweichten Trockenfrüchten. Das folgende Rezept für eine Joghurt-Aprikosen-Mousse ist nur ein Beispiel unter vielen. Sie schmeckt angenehm süß und zugleich erfrischend.

Trockenobst ist als Süßungsmittel eine gesunde Alternative zum Zucker. Zum Süßen von Cremes und Kuchenteigen weicht man Trockenfrüchte in kaltem Wasser ein und püriert sie mit dem verbleibenden Einweichwasser.

Aus Dörraprikosen lassen sich nicht nur köstliche Desserts herstellen, sie sind auch eine gesunde, verdauungsfördernde Zwischenmahlzeit. Allerdings sollte man auf ungeschwefelte Ware Wert legen.

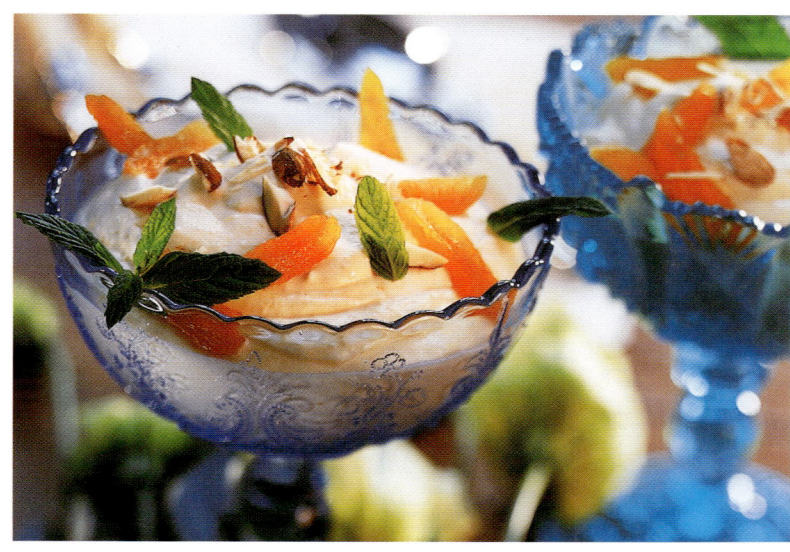

Zutaten (für 4 Personen): 250 g getrocknete Aprikosen
300 ml trockener Weißwein • 1 EL Aprikosen- oder Pfirsichlikör
450 g Naturjoghurt • Geliermittel aus Pektin • 2 EL Honig
200 ml Sahne • 1 TL Butter • 50 g Mandelblättchen
Zubereitung: Die Aprikosen 1/2 Tag lang im Weißwein einweichen,
danach gut ausdrücken und die gesamte Flüssigkeit beiseite stellen.
Die Früchte mit dem Likör pürieren und den Joghurt untermischen.
Den Einweichsaft aufkochen und auf etwa 100 Milliliter einkochen,
mit dem Geliermittel 2 Minuten unter ständigem Rühren weiterko-
chen. Dann den Honig zugeben und abkühlen lassen. Anschließend
unter die Aprikosen-Joghurt-Masse ziehen. Die Sahne steif schlagen
und unterheben. Die Mousse in Dessertschüsselchen füllen und kalt
stellen. Mit gerösteten Mandelblättchen bestreut servieren.

Beduinenspeise

Sesamöl und Datteln geben diesem Hirsebrei eine exotische Note.
Zutaten (für 4 Personen): 2 Tassen Hirse • 1 EL Sesamöl
10–15 getrocknete Datteln • 1 Apfel • 6 Tassen Wasser
Zubereitung: Die Hirse waschen, abtropfen lassen. In dem Öl kurz anrösten. Die Datteln entkernen, zerkleinern und dazugeben. Den Apfel
waschen und entkernen, das Fruchtfleisch in kleine Stücke schneiden
und ebenfalls dazugeben. Mit Wasser auffüllen und aufkochen lassen.
Den Topf von der Kochstelle nehmen und den Brei zugedeckt noch
ca. 20 Minuten lang ziehen lassen. Warm servieren.

Dattel-Bananen-Dessert

Diese gehaltvolle Spezialität stammt aus Nordafrika.
Zutaten (für 4 Personen): 200 g getrocknete Datteln • 4 Bananen
200 g Sahne
Zubereitung: Die Datteln halbieren und entsteinen. Die Bananen in
Scheiben schneiden. Abwechselnd in eine Glasschüssel schichten, die
steif geschlagene Sahne über die Früchte geben und alles einige Stunden im Kühlschrank durchziehen lassen. Gut gekühlt servieren.

Leichter und kalorien-
ärmer wird das Dattel-
Bananen-Dessert, wenn
Sie statt purer Sahne eine
Mischung aus gleichen
Teilen Joghurt und Sahne
verwenden. Sie können
die Sahne auch durch
Sahnequark ersetzen.

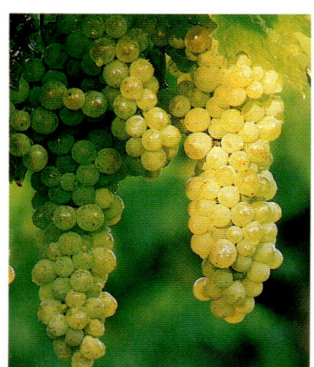

Qualität und Geschmack des Weins hängen von Klima und Erntezeit ab. Auch die Rebsorte spielt eine wichtige Rolle.

Ob rot oder weiß – maßvoller Weingenuss kann dem Organismus sehr förderlich sein. Wein hat eine desinfizierende Wirkung und beugt Gefäßschäden vor. Darüber hinaus regt er Herz und Kreislauf an.

Wein – gekeltertes Sonnenlicht

In wärmeren Ländern, wo die Wolken selten den Blick auf die Sonne verhängen, sind die Menschen meist heiter und gut gelaunt. Im Urlaub lässt man sich schnell vom sonnigen Gemüt der Südländer anstecken und sieht die Welt in einem ganz anderen Licht. Man ärgert sich nicht mehr so schnell über Kleinigkeiten und steht unvorhersehbaren Zwischenfällen viel gelassener gegenüber.

Es ist jedoch nicht nur der Tapetenwechsel, der für diesen Stimmungswandel verantwortlich ist. Unter dem Einfluss des Sonnenlichts wird im Gehirn aus einem Eiweißbaustein Serotonin gebildet. Dieser Neurotransmitter kann die Gemütslage positiv beeinflussen. Mit abnehmender Sonneneinstrahlung sinkt der Serotoninspiegel im Blut – und gleichzeitig damit auch unsere Antriebskraft.

Die weit verbreitete Angewohnheit in den südlichen Ländern, ab und zu ein Glas Wein zu trinken, ist nicht zuletzt durch diesen Umstand zu erklären. In Maßen genossen, sorgt Alkohol nämlich dafür, dass das Serotonin im Blut nicht so schnell abgebaut wird und die Sonne gleichsam länger wirken kann.

Was im Wein so alles steckt

Die alten Griechen schätzten Wein auch wegen seiner desinfizierenden Wirkung und versetzten damit ihr Trinkwasser. Aus Erfahrung wussten sie, dass sie auf diese Weise Bauchschmerzen und Durchfallerkrankungen verhindern konnten – eine Erkenntnis, die durch neuere Forschungen bestätigt wird. Die natürlichen Säuren des Weins, gepaart mit Alkohol und Phenolen, wehren Mikroorganismen wie Salmonellen und Escherichia coli ab. In seiner desinfizierenden Wirkung ist Wein sogar scharfen Alkoholika und reinem Alkohol weit überlegen.

Die Phenole, organische Verbindungen, zu denen auch die Gerb- und Bitterstoffe zählen, sind in unterschiedlicher Konzentration – je nach Lage des Weinbergs – in den Schalen, Kernen und Stielen der Trauben enthalten. Bitterstoffe wirken wohltuend auf den Magen-Darm-Trakt, indem sie die Bildung von Verdauungssäften anregen und die Aufnahme von Nährstoffen aus Magen und Darm fördern.

Ausgewogenes Verhältnis von Vitalstoffen

Die Konzentration und Kombination der Mineralstoffe im Wein ist für die menschliche Gesundheit noch vorteilhafter als die der meisten Mineralwässer. Ein viertel Liter Weißwein deckt zwölf Prozent des Tagesbedarfs an Kalium, das vor allem für Nerven, Muskeln und Herz wichtig ist. Daneben enthält Wein insbesondere Vitamine der B-Gruppe, die aus den Trauben stammen und darüber hinaus während des Gärungsprozesses unter Zusatz von Hefe entstehen. B-Vitamine sind wichtig für den Stoffwechsel und stärken die Nerven.

Wie eine wissenschaftliche Auswertung von Trinkgewohnheiten ergab, können mäßige Weintrinker besser ihre schlanke Linie bewahren als Personen, die Bier, Schnaps oder gar keinen Alkohol trinken. Dies scheint zum einen an bestimmten »schlank machenden« Inhaltsstoffen des Weins zu liegen. Zum anderen erhöht Wein den Energieumsatz, so dass der Körper die Kalorien aus der Nahrung effektiver verbrennen kann. Der hohe Eigenanteil des Weins an Kalorien fällt dann weniger ins Gewicht.

Damit die positiven gesundheitlichen Wirkungen des Weins auch wirklich zum Tragen kommen, sollte man unbedingt auf gute Qualität achten. Kaufen Sie nur Weine ohne Schwefelzusätze bzw. solche, die aus kontrolliertem biologischem Anbau stammen.

Ohne Reue genießen

Solange man ihn vernünftig und in Maßen konsumiert, sind die positiven Wirkungen des Weins ausgesprochen vielfältig. Er regt an, wirkt aber zugleich Stress entgegen. Ein Glas Wein sorgt dafür, dass man besser einschläft, und fördert das allgemeine Wohlbefinden. Bei richtiger Dosierung hat Wein darüber hinaus zahlreiche positive Auswirkungen auf verschiedene Körperorgane und -funktionen.

Das richtige Maß einhalten

Dass täglicher maßvoller Weinkonsum aus zahlreichen Gründen durchaus gesund sein kann, hat Anfang 1996 sogar die konservative US-Gesundheitsbehörde in ihren offiziellen Ernährungsrichtlinien (US Dietary Guidelines) eingeräumt. Dennoch haben wir es hier mit einem alkoholischen Getränk zu tun, das einen verantwortungsvollen Umgang erfordert. Ausgehend von den Ergebnissen umfangreicher wissenschaftlicher Untersuchungen empfehlen internationale Fachgremien eine tägliche Dosis von bis zu 24 Gramm reinem Alkohol für Frauen (ca. ein bis zwei Gläser à 0,2 Liter) und 32 Gramm (ca. zwei bis drei Gläser à 0,2 Liter) für Männer.

Dass Frauen in der Regel eine geringere Alkoholdosis empfohlen wird als Männern, ist in der unterschiedlichen physiologischen Beschaffenheit des weiblichen und männlichen Körpers begründet. Frauen haben z. B. proportional mehr Fettgewebe als Männer. Alkohol aber verteilt sich besser im wässrigen Milieu, das wiederum der männliche Körper in höheren Anteilen aufweist. So wird die gleiche Alkoholmenge im weiblichen Organismus stärker konzentriert als im männlichen. Hinzu kommt, dass Frauen aufgrund der Beschaffenheit des weiblichen Enzymsystems eine um etwa 15 Prozent geringere Abbaukapazität für Alkohol haben.

> Wein ist ein alkoholisches Getränk und birgt als solches natürlich auch eine Suchtgefahr in sich. Übermäßiges Weintrinken kann man dann auch nicht mehr mit Genuss oder Gesundheit rechtfertigen.

Nur zu den Mahlzeiten Wein trinken

Wird die empfohlene tägliche Weinmenge überschritten, verkehren sich die positiven Wirkungen des Weins schnell ins absolute Gegenteil: Statt zu entspannen, macht er dann unruhig; statt die Kreativität zu beflügeln, schädigt er vielmehr Nerven und Gehirn; und statt zu heilen, macht er nun krank.

Zusätzlich zur ausgewogenen Dosierung sollte man darauf achten, den Wein zum Essen zu genießen und ihn nicht nach den Mahlzeiten für sich allein zu trinken. Er steigert nämlich nicht nur die Verdaulichkeit der Speisen, sondern wird auch selbst durch die Kombination mit festen Nahrungsmitteln bekömmlicher.

Das bewirkt maßvoller Weingenuss

▶ Atmung: Erhöhung des Atemzugvolumens

▶ Bewegungsapparat: Anregung des Kalziumstoffwechsels, Verdichtung des Knochengewebes

▶ Harnwege und Nieren: Steigerung des Harnflusses, verbesserte Ausscheidung von Gift- und Abfallstoffen über den Urin, Verhinderung von Nierensteinbildung

▶ Haut: lokale Entzündungshemmung und verbesserte Wundheilung durch Bakterien hemmende, wundreinigende und vernarbende Wirkung

▶ Herz-Kreislauf-System: Verringerung der Thromboseneigung, Durchblutungsförderung, Herabsetzung des Sauerstoffbedarfs, Senkung des Cholesterinspiegels, Reduzierung des Herzinfarktrisikos

▶ Hormonsystem: Anregung von Schilddrüse, Nebenschilddrüsen, Nebennieren, Bauchspeichel- und Keimdrüsen

▶ Immunsystem: Erhöhung der Widerstandskraft gegen Infekte, verbesserte Entgiftung, Herabsetzung der Lebensfähigkeit von erkrankungsfördernden Mikroorganismen

▶ Nervensystem: Vorbeugung gegen den altersbedingten Abbau von Gehirnfunktionen, Verbesserung der geistigen und intellektuellen Leistungsfähigkeit, Verbesserung der Hirndurchblutung und der Sauerstoffversorgung

▶ Verdauungssystem: Verstärkte Absonderung von Verdauungssäften und -enzymen, Appetitanregung, Verbesserung der Magen-Darm-Motorik, Durchblutungsförderung

Weintrinker leben nicht nur durchschnittlich länger als Abstinenzler, sie bleiben dabei auch meist jugendlicher und vitaler. Wein versorgt den Organismus des mäßigen Genießers mit bis zu 40 Prozent mehr Antioxidanzien, als sie im Körper von Nichtweintrinkern vorkommen.

Wann Abstinenz zu empfehlen ist

Bei allen gesundheitlichen Vorteilen des Weins gibt es auch einige Situationen, in denen er unbedingt gemieden werden sollte:

▶ Ungeachtet der Diskussion um die Promillegrenze für Autofahrer ist zu bedenken, dass Alkohol stets eine bewusstseinsverändernde Wirkung hat. Manchmal reicht schon der Genuss von einem Glas, um die Reaktionsfähigkeit beträchtlich herabzusetzen. Verzichten Sie also lieber ganz auf das Trinken, wenn Sie anschließend noch mit dem Auto nach Hause fahren müssen.

▶ Während der Schwangerschaft sollten Frauen keinen Alkohol trinken, da schon ein Glas Wein am Tag zu einem reduzierten Geburtsgewicht des Kindes führen und möglicherweise Entwicklungsstörungen zur Folge haben kann.

▶ Bei Leberbeschwerden aller Art muss auf den Konsum von Alkohol gänzlich verzichtet werden.

▶ Diabetiker müssen nicht generell auf Wein verzichten, sondern nur achtsam bei der Auswahl sein. Als Maßstab gilt dabei in erster Linie der Anteil an Glukose. Laut Weinverordnung von 1995 werden Weine mit bis zu 20 Gramm Gesamtzucker pro Liter als »für Diabetiker geeignet« bezeichnet, wenn der Glukoseanteil unter vier Gramm pro Liter liegt. Der Alkoholgehalt sollte auf zwölf Volumenprozent begrenzt sein, der Gehalt an schwefliger Säure auf 150 Milligramm pro Liter.

Herzwein nach Hildegard von Bingen

Die alten Griechen versetzten Wein oftmals mit verschiedenen pflanzlichen, psychoaktiven Substanzen wie beispielsweise Tollkirschenextrakt, Mandragorawurzeln oder Mohn, um daraus je nach Bedarf ein Rausch- oder Heilmittel herzustellen. Auch die Naturheilerin Hilde-

Medizinwein – Wein, der mit heilenden Kräutern versetzt wurde – ist ein bewährtes Mittel aus der Volksmedizin. Dabei geht es weniger um den Alkoholgehalt als um die Heilwirkung des Weins.

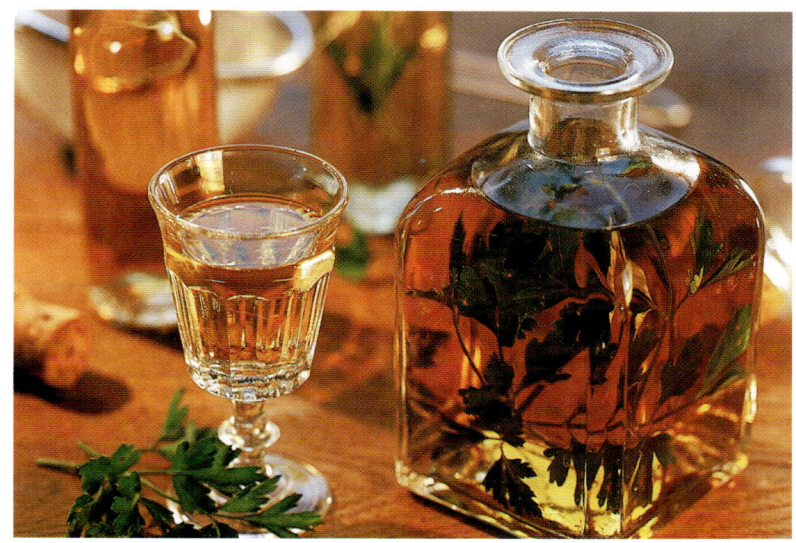

Bereits Hildegard von Bingen wusste um die Heilkraft des Weins. Sie reicherte ihn mit wertvollen Kräutern und Honig an und verabreichte ihn als Medizin. Dieses Rezept hat sich bis heute in der Volksheilkunde bewährt.

gard von Bingen hielt viel von solchen Beschwerden lindernden Kombinationen. Im Folgenden eine ihrer Rezepturen für ein Universalmittel, das insbesondere bei Wetterfühligkeit, bei zu hohem oder zu niedrigem Blutdruck, bei Schlaflosigkeit und bei Herz-Kreislauf-Störungen helfen soll. Bei Beschwerden oder auch zur Stärkung regelmäßig zwei- bis dreimal täglich einen Esslöffel davon einnehmen. Um die Wirkung zu verstärken, den Wein so lange im Mund behalten, bis er Körpertemperatur angenommen hat.

Zutaten: 8–10 große Stängel frische Petersilie • 1 l Weißwein (möglichst aus biologischem Anbau) • 1–2 EL Weinessig
100–150 g Imkerhonig

Zubereitung: Die Petersilie grob zerkleinern und in den Wein geben. Den Weinessig nach Geschmack hinzufügen und die Mischung zugedeckt in einem großen Topf 10 Minuten kochen lassen. Es kann sein, dass die Mischung stark schäumt, daher immer wieder gut umrühren. Dann den Honig je nach gewünschter Süße unterrühren und alles noch einmal 4 bis 5 Minuten bei geringer Hitze kochen lassen. Abseihen und noch heiß in gereinigte Flaschen füllen.

Rotwein-Sahne-Punsch

In der kalten Jahreszeit sind Punschgetränke auf Rotweinbasis ein sehr wirkungsvolles Mittel, um von innen heraus warm zu werden und Infekten vorzubeugen. Der besondere Vorteil: Sie wehren nicht nur Mikroben ab, sondern sind auch ein ausgesprochener Genuss an gemütlichen Winterabenden.

Zutaten (für 10 Gläser): 1 unbehandelte Zitrone • 1/2 l schwarzer Tee
1 Flasche Rotwein • 2 Gewürznelken • 1 Zimtstange • 150 g brauner Zucker • 1/4 l Rum • 250 g geschlagene Sahne

Zubereitung: Die Schale der gewaschenen Zitrone abreiben, dann die Zitrone auspressen. Den Tee mit dem Rotwein, den Gewürzen, der Zitronenschale und dem Zucker unter ständigem Rühren erhitzen (nicht kochen), bis sich der Zucker aufgelöst hat. Rum und Zitronensaft hinzufügen und den fertigen Punsch durch ein Sieb in vorgewärmte Gläser füllen. Mit einem Sahnehäubchen garniert servieren.

Die Wirkkräfte des Weins können sich am besten entfalten, wenn man ihn zum Abendessen trinkt. Außerdem rundet er dieses geschmacklich ab und sorgt für eine behagliche Atmosphäre. Da Wein abends besonders gut verträglich ist, eignet er sich hervorragend als Schlummertrunk.

Pflanzenöle – flüssiges Gold

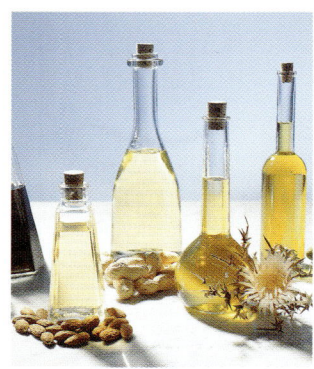

Pflanzliche Saaten und die daraus gewonnenen Öle leisten einen besonders wertvollen Beitrag zu einer gesunden Ernährung.

Schon vor Jahrtausenden entdeckten die Menschen, dass manche Samen, Früchte und Nüsse eine dickflüssige, oft golden schimmernde Flüssigkeit enthielten. Schnell lernten sie, sich diese nutzbar zu machen. Ob ihnen bewusst war, dass es sich um eine konzentrierte Energiereserve der Pflanze handelte, sei dahingestellt. Die Wirkung dieser Pflanzenextrakte aber war beeindruckend, denn der seltsame Saft verhalf zu mehr Energie und Widerstandskraft, ließ Kranke schneller genesen, machte die Haut glatter und straffer und die Speisen schmackhafter. Wenn man ihn entzündete, spendete er sogar Licht.

Samen als Energiespeicher

Zahlreiche Aktivitäten der Pflanze sind auf das Ziel der Fortpflanzung ausgerichtet. In einem beständigen Fluss wird Energie von den Blättern, die mittels der Photosynthese Sonnenlicht absorbieren, hin zu den austreibenden Knospen, Blüten, Früchten, Samen und Nüssen transportiert. Dort sorgt sie für neues Leben.

Die Früchte bilden eine nährstoffreiche, schützende Ummantelung für die Samen, die besonders viel Energie benötigen: Schließlich sollen aus ihnen neue Pflanzen entstehen und das Bestehen der Art garantieren. Mit Hilfe von Elektronen werden so genannte Lipoide (fettähnliche Substanzen) in den Samen konzentriert. Sie entstehen im pflanzlichen Stoffwechsel aus den Kohlenhydraten. Bei manchen Früchten, wie Avocados oder Oliven, reichert sich das Fett nicht im Kern, sondern im Fruchtfleisch an. Nüsse wiederum speichern das gesamte Fett selbst, ihre Schale dient nur als Schutz.

Die Pflanzensamen sind also ein prall gefüllter Energiespeicher, von dem wir bei der Verwendung der verschiedenen aus ihnen hergestellten Öle profitieren können.

Die Verwendungsmöglichkeiten der pflanzlichen Ölsaaten und der daraus gewonnenen Pflanzenöle sind vielfältig. Sie reichen vom Nahrungsmittel über Pflegeprodukte bis hin zu sanften Heilmitteln.

Fett ist nicht gleich Fett

Fett besteht aus einer Verbindung von Glyzerin und Fettsäuren. Man unterscheidet dabei verschiedene Arten von Fettsäuren:
▶ Gesättigte Fettsäuren kommen vorwiegend in tierischen Nahrungsmitteln vor und können auch vom Körper selbst gebildet werden. Sie sind wasserlöslich, gelangen bei der Verdauung auf direktem Weg ins Blut und sind nur als Kalorienlieferanten von Bedeutung.
▶ Einfach oder mehrfach ungesättigte Fettsäuren sind vor allem in pflanzlichen Fetten enthalten und können vom menschlichen Organismus nicht selbst hergestellt werden. Diese so genannten essenziellen Fettsäuren sind für den Stoffwechsel unabdingbar und müssen über die Nahrung aufgenommen werden. Sie haben wesentlichen Einfluss auf das Immunsystem, auf Austauschprozesse zwischen Zellen und Gewebeflüssigkeit sowie auf enzymatische Prozesse. Qualitativ hochwertige pflanzliche Öle sind reich an ungesättigten Fettsäuren.
Die deutsche Forscherin Johanna Budwig wies auch auf den Zusammenhang zwischen der Sättigung von Fetten und ihrer Lichtspeicherfähigkeit hin. Ihren Berichten aus den fünfziger Jahren zufolge sind mehrfach ungesättigte Fettsäuren wie Linol- und Linolensäure ausgesprochen gute Biophotonenspeicher.

Warum Pflanzenöle gesünder sind

Der Verzehr von Fett ist eine zwiespältige Angelegenheit. Auf der einen Seite könnten wir ohne Fett nicht existieren. Es ist ein wichtiger Energielieferant und unverzichtbar für die lebenswichtige Resorption von Vitamin A, D, E und K. Andererseits macht die Aufnahme von zu viel Fett dick und ab einem gewissen Grad sogar krank. Wie im vorangegangenen Abschnitt gezeigt wurde, ist Fett aber nicht gleich Fett. Wir sollten vor allem an den gesättigten Fettsäuren sparen, die hauptsächlich in Lebensmitteln tierischer Herkunft vorkommen. Bei übermäßigem Verzehr sind sie verantwortlich für Wohlstandskrankheiten wie Gicht, Übergewicht, erhöhte Cholesterinwerte, Arteriosklerose, Herzinfarkt, Darm-, Leber- und Gallenblasenbeschwerden. Sie sind nicht nur

Pflanzliche Öle wirken außerordentlich positiv auf den Organismus ein. Sie können ihn vor einer ganzen Reihe von Beschwerden und Krankheiten bewahren und sind oft sogar mit sanften Heilkräften ausgestattet.

43

Einige Spritzer oder auch ein Teelöffel des richtigen Öls genügen schon, um aus einfachen Blattsalaten, Gemüsen, Suppen, Fleischgerichten und Desserts wahre Spezialitäten zu machen.

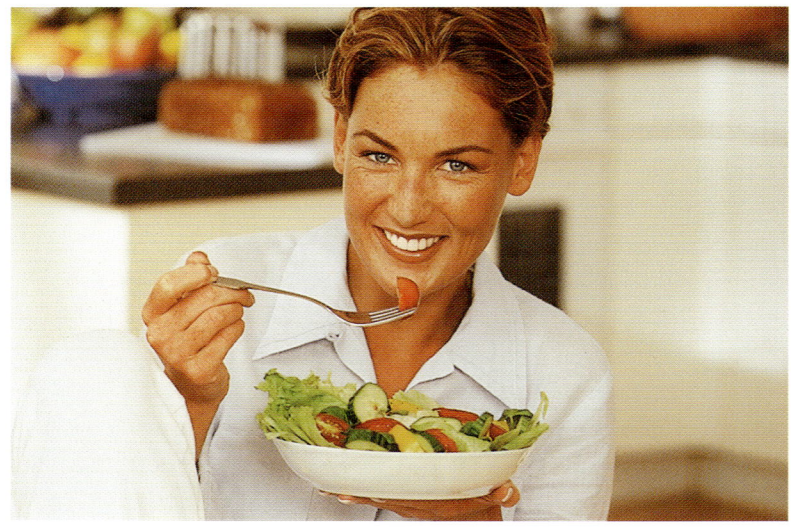

Gerade bei Pflanzenölen gilt die Devise: »Qualität vor Quantität.« Schon wenige Gramm täglich genügen dem Organismus, um die Stoffwechselabläufe zu harmonisieren.

in Speck, Fleisch, Wurstwaren, Käse, Saucen und Desserts enthalten, sondern auch in Schokolade, Torten und Keksen. Deshalb wird empfohlen, den überwiegenden Teil des täglichen Fettbedarfs aus Pflanzenölen mit reichlich ungesättigten Fettsäuren zu decken. Sie können von den Verdauungssäften leichter aufgeschlossen werden als tierisches Fett, sind für die Vitamin- und Hormonbildung unentbehrlich, aktivieren den Leberstoffwechsel und die Immunabwehr, senken den Cholesterinspiegel und beugen vielen gesundheitlichen Problemen vor, die vom übermäßigen Verzehr tierischer Fette herrühren.

Salat und frisches Gemüse können ihr positives Potenzial erst in Kombination mit gutem Öl entfalten. Neben den wasserlöslichen Vitaminen der B-Gruppe sowie Folsäure, Biotin und Vitamin C enthalten sie nämlich die Vitamine A, D, E und K, die nur in Fett löslich sind.

Kaltgepresste Öle verwenden

Viele der im Supermarkt angebotenen Öle enthalten nur noch wenig von der Lichtenergie und den gesunden Nährstoffen der Samen, Nüsse oder Früchte, aus denen sie hergestellt wurden. Bei der industriellen Ölherstellung wird mit hohem Druck, großer Hitze und Lösungsmitteln gearbeitet. Auf diese Weise lässt sich die größte Ausbeute erzielen. Anschließend wird das Öl gereinigt – raffiniert –, um das Lösungsmittel wieder aus dem Öl zu entfernen. Bei dieser Prozedur werden zwar auch Pestizid- und Schwermetallrückstände beseitigt, doch von den ursprünglich reichlich vorhandenen Biophotonen und Vitalstoffen bleibt kaum noch etwas übrig.

Bei der Kaltpressung hingegen bleiben die wertvollen Inhaltsstoffe weitgehend erhalten. Schonende Filtration sorgt außerdem dafür, dass das Öl seinen typischen, unverwechselbaren Charakter behält, der in seinem individuellen Aroma zum Ausdruck kommt. Da keine Reinigung erfolgt, ist es aber besonders wichtig, dass die Ölsaaten aus biologischem Anbau stammen.

Durch Erhitzung beim Kochen werden die mehrfach ungesättigten Fettsäuren weitgehend zerstört. Deshalb sollte man hochwertige Öle vor allem zum Anrichten von Salaten oder zum Würzen verwenden bzw. erst nach dem Kochvorgang zur Speise geben.

Wertvolle Energielieferanten – Kerne und Keime

Die zur Ölherstellung verwendeten Samen sind nicht nur in flüssiger Form ein gesundes Nahrungsmittel. Auch unverarbeitete Körner bringen Pep und Energie ins Essen. Der nussig würzige Geschmack von gerösteten Sonnenblumenkernen wertet Salate auf, und in Sesam gerollte Frischkäsekugeln oder Kürbiskerne im Kräuterquark sind kulinarische Köstlichkeiten.

Köstliche Vielfalt

Unterschiedliche Geschmacksnuancen

Wie bereits erläutert, spielt bei biologischem Öl neben dem Lichtwert, den Fettsäuren und den gesundheitsfördernden Nährstoffen der Geschmack eine wichtige Rolle. An Aroma sind wertvolle Pflanzenöle so vielfältig wie Obst- oder Gemüsesorten.

Der oft sehr eigenwillige Geschmack eines Öls verleiht Gerichten eine ganz besondere Würze. So haben Kürbiskern- und Traubenkernöl eine nussige Note, wohingegen Sonnenblumenöl eher zurückhaltend schmeckt.

▶ **Sonnenblumenöl** kam im 18. Jahrhundert aus Amerika zu uns und ist seither eines der beliebtesten Speiseöle. Kaltgepresst wirkt es insbesondere Arteriosklerose entgegen. Sein Aroma entfaltet sich am besten im Salat.

▶ **Maiskeimöl** besteht zu über 50 Prozent aus mehrfach ungesättigten Fettsäuren. Wird es mit biologischen Methoden hergestellt, bleibt ihm ein zarter Maisgeschmack. Es eignet sich gut zum Dünsten und behält seine Wirkstoffe dann auch trotz Hitzeeinwirkung.

▶ **Distelöl** wird aus der Färberdistel gewonnen, die früher den Färbern zur Herstellung eines roten Farbstoffs diente. Das Öl hat einen angenehm milden Geschmack und ist reich an mehrfach ungesättigten Fettsäuren. Es gilt als eines der wertvollsten Speiseöle und ist besonders bei Herz-Kreislauf-Problemen zu empfehlen.

▶ **Walnussöl** wird vor allem aus Frankreich nach Deutschland importiert. Es passt wunderbar zu Salaten, ist aber auch gut zum Backen geeignet. Sein Geschmack ist vergleichsweise intensiv. Walnussöl sollte immer kühl gelagert und nicht zu lange aufbewahrt werden, denn es wird schnell ranzig.

▶ **Olivenöl** ist in den Ländern rings um das Mittelmeer kaum mehr aus der Küche wegzudenken. Es enthält einen sehr hohen Anteil an ungesättigten Fettsäuren, die die Blutgefäße elastisch halten. Deshalb ist es ein wirksames Vorbeugungsmittel gegen Herzinfarkt. Empfehlenswert ist es für die Zubereitung von Salaten. Es schmeckt aber auch pur auf frisches Brot geträufelt.

Als Basisöle für selbst angesetzte Kräuteröle sind Oliven-, Sonnenblumen- und Distelöl besonders gut geeignet. Walnussöl hat einen kräftigen, delikaten Eigengeschmack und ist zudem nicht sehr lange haltbar, weshalb es nicht für die Alltagsküche zu empfehlen ist.

Kräuteröle selbst ansetzen

Dass Fett nicht nur ein Energie-, sondern auch ein Aromaträger ist, merken wir spätestens, wenn wir den Geschmack einer mageren Suppe mit dem einer Sahnesauce vergleichen. Aus diesem Grund sind die verschiedenen Öle hervorragend zur Kombination mit Kräutern geeignet. Zum Würzen von Saucen, Salaten oder anderen Gerichten sind solche Mischungen ideal. Sie können Pflanzenöle nicht nur mit frischen Kräutern verfeinern, sondern auch mit ätherischen Kräuterölen, die im Naturkostladen oder im Reformhaus erhältlich sind.

Kräuteröle kann man ganz einfach selbst ansetzen: Die frischen Kräuter werden gewaschen, vorsichtig getrocknet und mit kaltgepresstem Öl übergossen, so dass sie gerade bedeckt sind. Die Kräuter-Öl-Mischung 6 Wochen lang ziehen lassen, dann sorgfältig abseihen – und schon ist sie genussfertig.

Obwohl ganz eingelegte Kräuterzweige dekorativer aussehen, sind zerriebene, leicht gesalzene Kräuter empfehlenswerter: Sie geben mehr Aroma ab. Dill, Estragon, Rosmarin und Thymian sind besonders gut zum Einlegen in Öl geeignet.

Ölmischungen zur Massage

Aromatische Ölmischungen spielten bereits in der Heilkunde der alten Ägypter eine wichtige Rolle. Die Licht- und Heilkraft konzentrierter pflanzlicher Ölessenzen wird heute wieder entdeckt und in Form der Aromatherapie nutzbar gemacht, die jedoch an dieser Stelle nicht umfassend vorgestellt werden kann.

Duftende ätherische Öle wirken anregend oder beruhigend und tragen in jedem Fall zur Stressminderung bei. Sie sind derart intensiv, dass sie bis auf wenige Ausnahmen wie Lavendel- und Teebaumöl nicht pur, sondern stets in starker Verdünnung mit einem so genannten Trägeröl – ein naturbelassenes, kaltgepresstes Pflanzenöl – angewendet werden. So rührt man z. B. für eine Rückenmassage etwa zwei Tropfen ätherisches Öl in drei bis vier Esslöffel Trägeröl ein.

Man kann auch aus frischen Kräutern Massageöle herstellen, die aber wesentlich schwächer sind als die konzentrierten ätherischen Öle. Gut geeignet sind – je nach gewünschter Wirkung – Lavendelblüten, Thymian, Majoran, Rosmarin, Salbei und Kamille.

Zubereitung: 250 Gramm frische Kräuter waschen und vorsichtig abtrocknen. In eine Flasche aus Weißglas füllen und mit 600 Milliliter Traubenkern- oder Sojaöl aufgießen. Etwa 2 Wochen lang auf ein Fensterbrett stellen, auf das Sonne fällt. Danach die Kräuter sorgfältig abseihen, das selbst gemachte Kräutermassageöl in dunkle Flaschen mit Tröpfchenzählaufsatz umfüllen und gut verschlossen an einem kühlen, trockenen Ort aufbewahren.

Ätherische Öle lassen sich auf ungeheuer vielfältige Weise anwenden: Ihre Aromen wirken sich positiv auf die Psyche aus, die Öle selbst gelangen – auf die Haut aufgetragen – in den Organismus und können dort ihre heilende Wirkung entfalten.

Algen – lichtvolle Ursubstanz

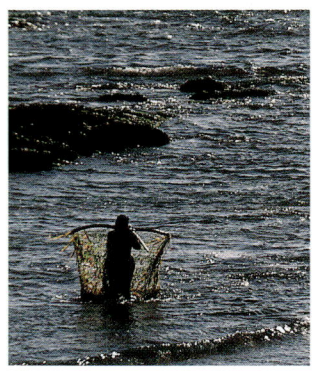

Algen sind nicht leicht zu ernten: Sie wachsen an nassen, glitschigen und schlecht erreichbaren Plätzen.

Algen sind ein wichtiger Bestandteil der japanischen Küche. In Europa finden sie jedoch bisher nur selten Verwendung. Dabei lässt sich aus Algen eine Vielzahl an köstlichen Gerichten zubereiten.

In der Entwicklungsgeschichte der Flora und Fauna gelten die Mikroalgen als Ursubstanz des gesamten Pflanzenreichs. Vor über drei Milliarden Jahren begannen die Einzeller unter Einwirkung des Sonnenlichts, die Stickstoffatmosphäre der Erde in sauerstoffhaltige Atemluft zu verwandeln. Heute gibt es über 25 000 verschiedene Algenarten, von den winzigen Mikroalgen bis hin zum riesigen Kelp, der eine Länge von bis zu 60 Meter erreicht. Die Algen liefern 80 Prozent des Sauerstoffs, den Menschen und Tiere zum Atmen benötigen.

Als wahre Meister der Photosynthese wandeln die Algen mit Hilfe des in ihnen reichlich vorhandenen Chlorophylls Sonnenlicht und Kohlendioxid in Nährstoffe um. Ihre Lichtspeicherfähigkeit ist dabei außergewöhnlich hoch. So können sie wesentlich mehr Lichtenergie an den Menschen abgeben als alle anderen Pflanzen.

Makroalgen – Gemüse aus dem Meer

Größere Algen wie die Tange heißen Makroalgen. Neben reichlich Sonnenlicht enthalten sie eine Fülle von Mineralien, die sie aus dem Wasser filtern. So enthält die Meeresalge Hiziki beispielsweise 14-mal mehr Kalzium als Milch. In Japan, wo traditionell viele Algen, jedoch kaum Milch oder Milchprodukte konsumiert werden, ist die durch Kalziummangel verursachte Knochenkrankheit Osteoporose kaum bekannt. Bei uns hingegen ist sie weit verbreitet.

Des Weiteren enthalten Makroalgen organisch gebundenes und damit für den Körper leicht aufschließbares Eisen, Phosphor, Kalium, Magnesium und viele Spurenelemente, die für die Stoffwechselvorgänge und die Zellentwicklung wichtig sind. In Nori-, Wakame- und Kombualgen konnte sogar Vitamin B12 nachgewiesen werden – ein Vitamin, das vom Körper nicht selbst gebildet werden kann. Man nahm bisher an, dass es nur in tierischen Nahrungsmitteln vorkommt. Wie kürzlich in einer Studie nachgewiesen wurde, kommt es bei einer rein vegetarischen Ernährungsweise, bei der täglich Algen verzehrt werden, zu keinerlei Vitamin-B12-Mangelerscheinungen.

Algen haben somit zwar eine ganze Reihe von Vorzügen für die menschliche Ernährung, dennoch gelangen viele Arten nur über Umwege nach Deutschland. Das Berliner Bundesinstitut für gesundheitlichen Verbraucherschutz und Veterinärmedizin hat nämlich den Jodgehalt der Meerespflanzen als zu hoch eingestuft – obwohl sich bei uns Schilddrüsenerkrankungen häufen, die auf Jodmangel zurückzuführen sind. Während Algen in Japan aus der Alltagsküche nicht wegzudenken sind und auch in Frankreich jährlich etwa 300 Tonnen des wertvollen Naturprodukts verzehrt werden, dürfen die meisten Arten bei uns nur als Badezusatz verkauft werden.

Die wichtigsten Makroalgenarten

▶ **Agar-Agar** ist ein pflanzliches Geliermittel, das sich zur Zubereitung herzhafter Aspiks ebenso eignet wie für Süßspeisen aller Art. Es ist in Flocken- oder Pulverform erhältlich. Die Flocken sind qualitativ hochwertiger, aber dafür auch etwas teurer. Hier das Grundrezept für eine Gelatine auf Agar-Agar-Basis:

Zutaten: 3/4 l Apfelsaft (für Süßspeisen) oder 1/4 l Wasser
1/4 l herber Weißwein • 1/4 l Gemüsebrühe (für Aspiks)
2 EL Agar-Agar-Flocken • 1 Prise Salz

Zubereitung: Alle Zutaten in einen Topf geben, 15 Minuten lang bei geringer Hitze kochen lassen. In eine ausgespülte Schüssel gießen und kalt werden lassen.

Tipp Für eine köstliche Mandelspeise einfach die süße Gelatinevariante mit 1 bis 2 Esslöffeln Mandelmus, 1 Teelöffel gemahlener Bourbonvanille und geriebener Zitronenschale mischen.

▶ **Arame** schmeckt im Unterschied zu anderen Algenarten nicht nach Fisch, ist aber trotzdem aromatisch und lässt sich schnell und einfach zubereiten. Hier das Rezept für Arame-Karotten-Gemüse:

Algen enthalten wenig Fett und sind somit kalorienarm; sie können roh gegessen, gekocht oder gebraten werden. Eine weitere Möglichkeit, Speisen mit mehr Nährstoffen anzureichern, ist der Einsatz von Algenmehlen zum Backen und Kochen.

49

Makroalgen sind das ideale Lebensmittel, um einer Übersäuerung entgegenzuwirken. Um den Säure-Basen-Haushalt zu stabilisieren, sollte man sie allerdings regelmäßig verzehren.

Zutaten: 1/2 Tasse Arame • 2 mittelgroße Zwiebeln • 1 EL Sesamöl 1 mittelgroße Karotte • 1 EL Sojakeimlinge • 1–2 TL Sojasauce ausgepresster Saft von 1 EL geriebenem Ingwer

Zubereitung: Die Arame waschen und ca. 10 Minuten lang in Wasser einweichen. Inzwischen die Zwiebeln abziehen, in feine Streifen schneiden und in der Pfanne mit dem Sesamöl glasig dünsten. Die Karotte putzen, in feine Stifte schneiden und gemeinsam mit der eingeweichten Arame zu den Zwiebeln geben. Mit 1/2 Tasse Wasser aufgießen und zugedeckt 15 bis 20 Minuten lang kochen lassen. Zum Schluss die Sojakeimlinge untermischen und mit Sojasauce und Ingwersaft kräftig abschmecken.

▶ **Hiziki** ist eine ausgesprochen aromatische Makroalgenart. Verwendet man sie für Gemüsegerichte, wird sie genauso wie die Arame zubereitet. Die Einweichzeit beträgt jedoch 30 Minuten und die Garzeit etwa 40 Minuten. Hiziki schmeckt besonders gut in Suppen und zu Wurzelgemüsen.

▶ **Kombu** ist vielseitig einsetzbar. Sie lässt sich wunderbar in Suppen oder Eintöpfen verarbeiten, ohne einen besonders intensiven Eigengeschmack zu entwickeln. Aufgrund ihres Glutamatgehalts ist sie eine ideale Ergänzung für alle Gerichte mit Hülsenfrüchten, denn Gluta-

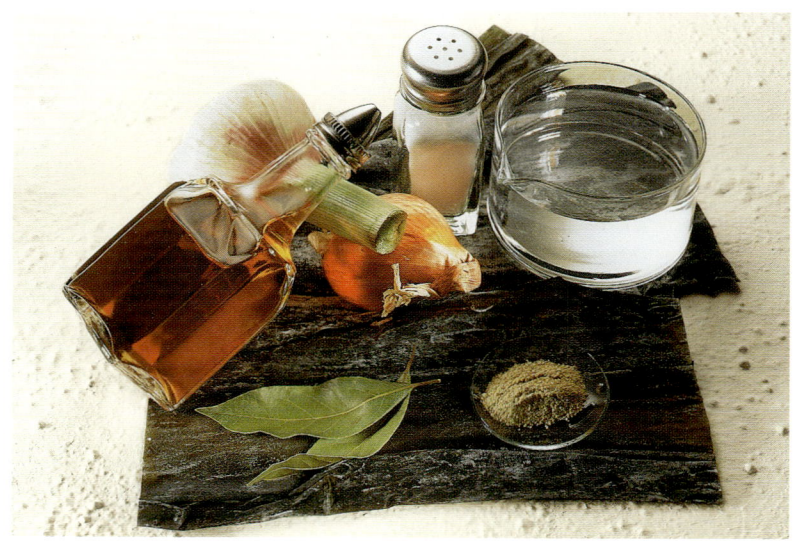

Algen werden meist als essbare »Verpackung« von Gerichten eingesetzt. Zerkleinert dienen sie auch als Gewürz und verleihen Speisen eine besondere Note.

mat verkürzt die notwendige Kochzeit und sorgt für bessere Verdaulichkeit. Außerdem unterstreicht Kombu die natürliche Süße von bestimmten Gemüsesorten wie beispielsweise Karotten.

Für Eintöpfe und Suppen reicht pro Person ein etwa drei Zentimeter langes Algenstück. Mit einem leicht angefeuchteten Tuch abwischen, zehn Minuten lang einweichen und mitkochen.

Für Gerichte mit Hülsenfrüchten einen Algenstreifen mit den Hülsenfrüchten über Nacht einweichen und dann wie gewohnt zubereiten.

▶ **Mekabu** hat ein besonders intensives, herzhaftes Aroma und ist deshalb nicht jedermanns Sache. Sie kann den Geschmack eines Gerichts schnell dominieren.

▶ **Sushi Nori** ist sehr nahrhaft und würzig. Ihr Geschmack erinnert an gegrillten Fisch. Manchmal wird sie als Fastfood-Alge bezeichnet, weil man sie ohne weitere Zubereitung direkt aus der Tüte essen kann.

▶ **Wakame** ist leicht und erfrischend. Sie passt vor allem zu Suppen. Man kann Wakame auch ungekocht zum Salat reichen.

Klein, aber fein – Mikroalgen

Mikroalgen sind so klein, dass man sie einzeln in der Regel nur unter dem Mikroskop erkennen kann. Sie treiben als Phytoplankton im Meerwasser und bilden das erste Glied der Nahrungskette. Da sie besonders reich an Nähr- und Vitalstoffen sind, können sich sogar Wale ausschließlich von den kleinen, meist einzelligen Mikroalgen ernähren. Doch sie sind nicht nur im Meer zu Hause: Es gibt sie in allen Gewässern, schwebend oder auf Steinen und Pflanzen wachsend.

Als Ursprung des Pflanzenreichs haben die Mikroalgen noch viel von ihrer urtümlichen, starken Vitalität bewahrt. Ebenso wie die Makroalgen sollten sie in der menschlichen Ernährung eine wichtige Rolle spielen, vor allem als Nahrungsergänzung. Denn sie enthalten einen einzigartigen Komplex von lebenswichtigen Proteinen, Vitaminen, Mineralstoffen und Spurenelementen. In so ausgewogener und reichhaltiger Kombination wie in Mikroalgen kommen diese Stoffe in keinem anderen Naturprodukt vor.

Mikroalgen bauen mit dem Sonnenlicht als Energiequelle aus Kohlendioxid, Wasser und den darin gelösten Mineralien organische Substanzen auf. Während dieser als Photosynthese bezeichneten Vorgangs wird Sauerstoff frei, die Grundlage allen Lebens.

Mikroalgen sind jedoch mehr als nur ein Vitalstoffkomplex. Im Vergleich zu anderen Pflanzen enthalten sie auch besonders viel Chlorophyll – jenen grünen Farbstoff, der Sonnenlicht speichert und als reine Lebensenergie an unseren Organismus weitergibt. Die hohe energetische Qualität der Mikroalgen ist mit bloßem Auge nicht zu erkennen. Erst durch modernste Methoden der Fotografie wie dem von Dieter Knapp entwickelten Color-Plate-Verfahren konnte ihre außergewöhnlich intensive Biophotonenstrahlung sichtbar gemacht und ihr Lichtwert somit nachgewiesen werden.

Nicht alle Mikroalgen sind essbar. Gerade Spirulina ist jedoch sehr gut als Nahrungsergänzungsmittel geeignet, da sie viele Vitamine, Mineralstoffe und Spurenelemente enthält.

Spirulina – Spitzenreiter als Proteinlieferant

Spirulina ist eine spiralförmige, sehr nährstoffreiche blaugrüne Mikroalge, die in stark alkalischen Salzseen Mittelamerikas und Ostafrikas heimisch ist. Sie wächst weder in Meer- noch in Süßwasser. Bereits seit einigen Jahren schätzen Heilpraktiker und Ernährungsfachleute die ungewöhnliche Mikroalge wegen ihres äußerst hohen Gehalts an Vitaminen, Spurenelementen, Chlorophyll und pflanzlichem Eiweiß. Außerdem ist sie besonders leicht verdaulich: Ihr genügt nämlich als äußere Ummantelung der Zellen eine weiche Hülle aus Mucopolysacchariden, da in dem stark alkalischen Wasser, in dem sie gedeiht, keine Bakterien überleben können. Hinzu kommt noch ihr außerordentlich hoher Lichtwert.

Vor kurzem konnte in einer Pilotstudie belegt werden, dass Spirulina mit ihrer hohen Konzentration an Vitalstoffen die menschliche Gesundheit tatsächlich positiv beeinflusst. Bei den Testteilnehmern konnte eine günstige Entwicklung der Blutzucker- und Cholesterinwerte festgestellt werden. Abgeschlagenheit und Müdigkeit nahmen ab, Motivation, Konzentrationsfähigkeit und körperliche Leistungsfähigkeit wurden sichtlich besser.

Eine Nahrungsergänzung mit Spirulina empfiehlt sich also ganz besonders dann, wenn unsere Kraftreserven ausgehen: in den lichtarmen Wintermonaten, bei ringsum grassierender Grippe und in besonders stressigen Phasen. Bei physischer oder psychischer Belastung wirkt Spirulina wie ein Energieschub.

Spirulina gibt es in Pulver-, Kapsel- und Tablettenform. Zur Nahrungs-ergänzung schlucken oder lutschen Sie am besten dreimal täglich zwei bis drei Tabletten vor den Mahlzeiten. Alternativ können Sie das Pulver in Obst- und Gemüsesäfte aller Art einrühren. Dabei sollten Sie das Pulver immer erst mit einer kleinen Menge Flüssigkeit anrühren und dann aufgießen. Die empfohlene Tagesmenge liegt hier bei zwei bis drei Teelöffeln. In der Küche verwendet, lässt sich das Algenpulver einfach über fertige Speisen streuen oder unter Suppen, Saucen, Dressings und Dips mischen. Man sollte es keinen langen Garprozessen aussetzen und sofort servieren. Auch ist bei der Lagerung darauf zu achten, dass das Pulver nicht feucht wird.

Kurmäßig entschlacken mit Chlorella

Chlorella ist eine einzellige Grünalge, die in mit Essigsäure versetztem Süßwasser unter starker Sonneneinstrahlung speziell für den Verzehr gezüchtet wird. Ihr Nährstoffgehalt ist etwas geringer als der von Spirulina, sie enthält jedoch mehr Vitamin C.

Als nachteilig kann sich bei Chlorella manchmal die harte Zellwand aus Zellulose erweisen, die praktisch unverdaulich ist und deshalb von manchen Menschen auf Dauer weniger gut vertragen wird. Zellulose bindet jedoch Schadstoffe im Darm und sorgt auf diese Weise für eine zusätzliche Entgiftung. Somit ist Chlorella für Entschlackungskuren gut geeignet. Sie ist in Pulver- und Tablettenform im Handel erhältlich. Zur Nahrungsergänzung empfiehlt sich die Einnahme von dreimal täglich drei Tabletten oder ein bis drei Teelöffeln Pulver, am besten vor den Mahlzeiten. Das Pulver wird wie bei Spirulina einfach in Obst- oder Gemüsesaft eingerührt.

Schönheit von innen und außen

Algen sind dank ihrer reichlich gespeicherten Sonne-Licht-Energie ein hervorragendes Schönheitsmittel. Innerlich angewendet, tragen sie zur Reinigung und Entschlackung des Körpers bei. Das Zellwachstum wird angeregt und der Stoffwechsel aktiviert. Will man sich alle

Chlorella ist auf Dauer für den Magen sehr schwer verdaulich. Doch für Entschlackungskuren ist diese Alge optimal geeignet. Die in ihr reichlich vorhandene Zellulose bindet Schadstoffe und sorgt so für eine zusätzliche Entgiftung.

Vorteile der lichtvollen Ursubstanz zunutze machen, kann man sie neben dem Verzehr auch äußerlich anwenden. Die Haut ist unsere Schnittstelle zur Umwelt. Über sie gelangt Licht in unseren Organismus. Funktioniert sie nicht einwandfrei, wird der ganze Körper in Mitleidenschaft gezogen. Es ist daher ratsam, auf eine optimale Hautpflege zu achten. Algen enthalten große Mengen an Mineralstoffen und Spurenelementen, die die Zellen nähren. Das reichlich vorhandene Chlorophyll regeneriert das Gewebe und wirkt dank seiner antibakteriellen Eigenschaften Entzündungen entgegen. Man muss nicht gleich die über 1500 DM teure Seetangcreme »la mer« verwenden, die der NASA-Wissenschaftler Max Huber entwickelt hat und die nach Aussage der Hersteller wahre Wunder vollbringen soll: Mittlerweile sind eine ganze Reihe von hervorragenden Gesichts- und Körperpflegeprodukten auf Algenbasis im Handel. Dank der besonders reichhaltigen Vitalstoffkombination sind für die Hautpflege vor allem Cremes zu empfehlen, die die blaugrüne Mikroalge Spirulina enthalten.

> Wenn es um die Schönheit geht, sind Algenextrakte unschlagbar: Algen im Shampoo beugen Haarausfall vor und regulieren die Talgproduktion. Auch Zahnpasta, Reinigungsmilch und Hautcremes enthalten die Wirkstoffe der Algen.

Gesichtsmaske mit Spirulina

Die Spirulinamaske hilft bei stark fettender und zu Unreinheiten neigender Haut.

Anwendung: 1 Esslöffel Spirulinapulver mit etwas Wasser zu einer Paste verrühren und auf die Haut auftragen. Nach etwa 15 Minuten mit einem feuchten Waschlappen abwaschen und mit viel klarem Wasser nachspülen. Anschließend die Haut mit Gesichtswasser reinigen und wie gewohnt eincremen.

Tipp Zum Abnehmen der Spirulinamaske sollten Sie keinen neuen Waschlappen verwenden. Die intensive grüne Farbe hinterlässt zwar auf der Haut keine Spuren, lässt sich aber nicht so ohne weiteres aus dem Stoff auswaschen.

Alternativ lässt sich in Wasser gelöstes Spirulinapulver auch in Fertigmasken und -cremes aller Art einrühren. Mischen Sie jedoch immer nur so viel an, wie Sie für eine Behandlung benötigen. Ist das Pulver erst einmal mit Flüssigkeit in Berührung gekommen, sollte man es sofort aufbrauchen.

Schutz vor Sonnenbrand

Beim Sonnenbaden kommt es – wie bei vielen anderen Dingen auch – auf das richtige Maß an. Bekommen wir zu wenig Sonne ab, werden wir blass und trübsinnig; setzen wir uns ihr zu lange aus, verbrennt unsere Haut. Auch hier stellen Mikroalgen eine einfache und gute Lösung dar. Sie enthalten nämlich einen besonders hohen Anteil an Beta-Karotin, jenem orangegelben Pigment, das die Haut vor einem Übermaß an UV-Strahlung schützt und daher auch in den meisten industriell hergestellten Sonnenschutzmitteln enthalten ist. Die in Mikroalgen reichlich enthaltene Aminosäure Trypsin trägt gleichfalls dazu bei, das Sonnenbrandrisiko zu verringern.

Wer sich also nicht allein mit Sonne-Licht-Kost fit halten will, sondern darüber hinaus eine Reise in südlichere Gefilde plant, sollte zwei bis drei Wochen vor Urlaubsbeginn eine Spirulinakur machen. Nehmen Sie zu diesem Zweck dreimal täglich fünf Spirulinatabletten ein. Bedenken Sie jedoch, dass selbst die beste Vorbereitung nicht ganz vor Sonnenbrand schützen kann. Setzen Sie sich der Sonne nicht im Übermaß aus, und verwenden Sie zudem ein Sonnenschutzmittel mit hohem Lichtschutzfaktor.

Der Beta-Karotin-Gehalt von Spirulinaalgen ist 14-mal höher als der von Karotten. Karotinoide spielen für den Schutz der Hautzellen eine überaus wichtige Rolle.

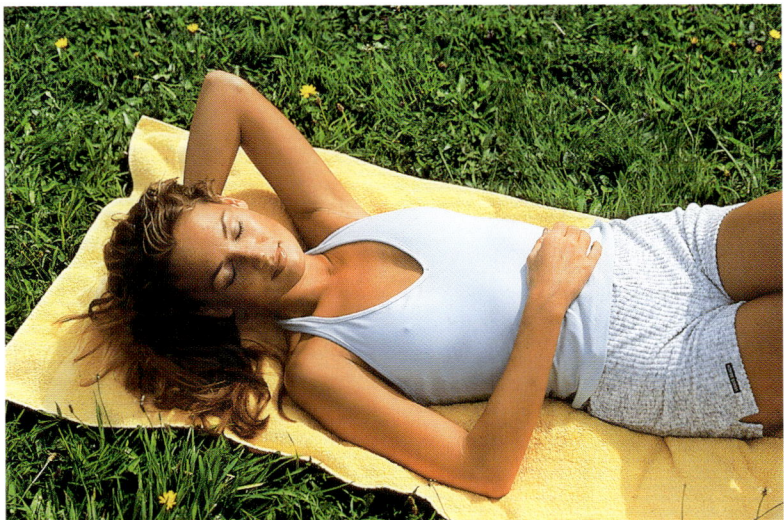

Licht tut gut – aber allzu ausgedehnte Sonnenbäder haben oft gesundheitliche Schäden zur Folge. Spirulinaalgen sind reich an Beta-Karotin, jenem orangegelben Pigment, das schädliche UV-Strahlung abwehrt.

55

Aminosäuren in Spirulina

Essenzielle Aminosäuren

Isoleuzin sorgt für optimales Wachstum und reguliert den Stickstoffhaushalt.

Leuzin regt die Gehirnfunktion an. Körperliche Erschöpfungszustände werden leichter überwunden, denn Leuzin steigert die Muskelenergie.

Lysin ist ein Baustein der Antikörper im Blut. Es stärkt den Kreislauf und sorgt für ein normales Zellwachstum.

Methionin ist für den Lipidstoffwechsel und die Gesunderhaltung der Leber zuständig.

Phenylalanin wird zur Produktion des Schilddrüsenhormons Thyroxin benötigt, das die Stoffwechseltätigkeit anregt.

Threonin unterstützt die Darmtätigkeit und fördert ganz allgemein die Verdauung.

Tryptophan verbessert die Verwertbarkeit von Vitaminen der B-Gruppe. Diese Aminosäure sorgt auch für geistige Ausgeglichenheit: Sie stärkt die Nerven und wirkt Stimmungsschwankungen entgegen.

Valin sorgt für mehr geistige Frische und eine bessere Koordination der Muskulatur.

Nicht essenzielle Aminosäuren

Alanin stärkt die Zellwände und ist von großer Bedeutung für die Eiweißproduktion.

Arginin ist wichtig für die männliche Zeugungskraft und wirkt außerdem blutreinigend.

Asparaginsäure unterstützt die Umwandlung von Kohlenhydraten in Zellenergie.

Glutaminsäure ist eine der wichtigsten Energiequellen für die Gehirnzellen. Sie stabilisiert zudem die mentale Verfassung.

Glyzin versorgt die Zellen mit Energie und erhöht die Verfügbarkeit von Sauerstoff.

Histidin stärkt die Nervenverbindungen, vor allem in den Hörorganen.

Prolin ist als Vorstufe der Glutaminsäure wichtig für die Eiweißproduktion.

Serin ist wichtig für den fetthaltigen Schutzmantel von Nervenfasern.

Tyrosin verlangsamt die Zellalterung und dämpft die Hungerzentren im Gehirn.

Zystin stabilisiert den Blutzucker- und Kohlenhydratstoffwechsel.

Neben den acht essenziellen enthält Spirulina auch zehn von insgesamt 17 nicht essenziellen Aminosäuren. Nicht essenziell bedeutet, dass der Körper sie gegebenenfalls selbst erzeugen kann. Dennoch ist es besser, wenn sie direkt zu Verfügung gestellt werden.

Vitaminschub durch Spirulina

Biotin (früher Vitamin H genannt) ist ein Enzym, das für den Kohlenhydratstoffwechsel von großer Bedeutung ist. Es wirkt auch bei der Aufnahme bestimmter anderer Vitamine der B-Gruppe als Koenzym.

Folsäure gehört zur Gruppe der B-Vitamine. Sie spielt vor allem bei der Hämoglobinbildung in den roten Blutkörperchen eine Rolle. Mangelerscheinungen sind u. a. Anämie, Pigmentstörungen der Haut und Wachstumsprobleme.

Inosit ist besonders wichtig für die Funktion der Leber und die Zerstörung von Karzinogenen. Gemeinsam mit Cholin wird Inosit für die Bildung von Lezithin in der Leber benötigt.

Nikotinsäure (Niazin/Nikotinsäureamid) wirkt sich positiv auf einen erhöhten Cholesterinspiegel aus. Auch in der Psychiatrie kommt sie zum Einsatz, denn sie hilft bei der Behandlung von Schizophrenie.

Pantothensäure, bekannt als Vitamin B5, gilt als besonders wichtig in Stresssituationen. Bei hoher körperlicher und psychischer Belastung wird sie zur Erzeugung von Kortison und Steroiden benötigt. Ein Mangel an Pantothensäure führt zu einer erhöhten Allergieanfälligkeit und leistet zudem rheumatischen Erkrankungen Vorschub.

Pyridoxin (Vitamin B6) wird für die Verwertung von Eiweißen benötigt. Es stärkt das Herz und stabilisiert den weiblichen Hormonhaushalt.

Riboflavin, bekannt als Vitamin B2, ist vor allem für die Augen von Bedeutung. Es wirkt sich aber auch auf die Leberfunktion aus. Mangelzustände führen zu tränenden Augen, Ekzemen und Sehstörungen.

Thiamin (Vitamin B1) ist maßgeblich am Kohlenhydratstoffwechsel beteiligt und hält den Blutzuckerspiegel stabil. Herzbeschwerden und Schwächezustände sind mögliche Mangelerscheinungen.

Tokopherole (Vitamin E) stärken das Herz und die Gefäße. Sie unterstützen die Versorgung der Zellen mit Sauerstoff.

Vitamin B12 kommt in pflanzlicher Kost nur sehr selten vor. Mangelerscheinungen sind Nervendegeneration, vorzeitige Alterserscheinungen und im Extremfall geistige Verwirrung.

Spirulina liefert Vegetariern Nährstoffe, die bei einer fleischlosen Ernährung oft zu kurz kommen. Dazu gehört vor allem das Vitamin B12. Da dieser Nährstoff relativ stabil ist, bleibt er auch in erhitzten Speisen für den Organismus erhalten.

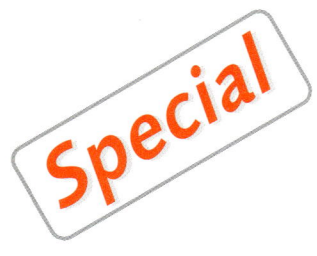

Kochen mit Spirulina

Spirulinapulver verbessert den Nährstoffgehalt einer jeden Mahlzeit. Selbst beim Garen verliert es nicht allzu viele Wirkstoffe. Man sollte es dennoch vermeiden, das Algenpulver langen Kochprozessen auszusetzen, und es erst so spät wie möglich zugeben.

Die folgenden Rezeptvorschläge sind als Beispiele gedacht. Lassen Sie sich inspirieren! Ihrer Phantasie sind bei der Zubereitung von Spirulina keine Grenzen gesetzt. Bevor Sie sich ans Kochen machen, sollten Sie jedoch einige Kleinigkeiten beachten:

▶ Alle Rezeptzutaten sind, sofern nicht anders angegeben, für zwei Personen berechnet.

▶ Die im Pulver enthaltenen natürlichen Farbstoffe sind so intensiv, dass sie viele Lebensmittel grün verfärben. Richtig genutzt, macht dies die Speisen aber nicht nur vollwertiger, sondern auch attraktiver.

▶ Vermeiden Sie aufgrund der Verfärbung Kochgeräte aus Holz.

> Sie sollten Spirulinapulver beim Kochen möglichst als letzte Zutat hinzugeben, damit die wertvollen Vitamine, Mineralstoffe und Spurenelemente nicht durch allzu langes Erhitzen zerstört werden.

Kleine Snacks und Beilagen

Zweierlei Püree

Zutaten: 500 g Kartoffeln • 1 Tasse Wasser • 1/2 TL Salz
1/2 TL gemahlener Kümmel (nach Belieben) • 1 TL Butter
1 TL Spirulinapulver • 1/8 l süße Sahne
Zubereitung: Die Kartoffeln kochen und anschließend pellen. Das Wasser in einem großen Topf erhitzen, Salz und Kümmelpulver zugeben. Die Kartoffeln durch eine Presse drücken, in das Wasser geben und mit der Butter zu einem glatten Püree verarbeiten. Das Spirulinapulver mit 2 Esslöffeln Sahne anrühren. Die restliche Sahne unter das Püree rühren. Die Hälfte der Püreemenge in einen separaten Topf geben und mit dem angerührten Spirulinapulver kräftig grün färben. Nun die beiden Pürees nebeneinander anrichten.

Vollkornnudeln in Grün

Zutaten: 200 g Vollkornweizenmehl • 2 Eier • 1 TL Spirulinapulver
etwas Salz
Zubereitung: Alle Zutaten rasch zu einem glatten Teig verkneten. Um
ein Austrocknen zu vermeiden, den Teig gut verschlossen etwa 30 Minuten lang ruhen lassen. Anschließend den Teig mit einem Nudelholz
mehrmals ausrollen, bis er geschmeidig ist. Den ausgewalzten Teig in
etwa 0,5 bis 1 Zentimeter breite Streifen schneiden und diese in reichlich kochendem Salzwasser bissfest garen. Anschließend abseihen und
sofort servieren. Dazu passen raffinierte Nudelsaucen oder einfach etwas Olivenöl und Knoblauch.

Gemüseplätzchen

Zutaten: 100 g Karotten • 150 g Kartoffeln • 1 Zwiebel
1/2 TL Spirulinapulver • 1TL Gemüsebrühe • 1 EL Crème fraîche
etwas Kräutersalz • 1 EL Olivenöl
Zubereitung: Die Karotten und die Kartoffeln waschen, schälen und
reiben. Die Zwiebel abziehen und fein hacken, dann mit dem restlichen Gemüse mischen. Nun das Spirulinapulver und die Gemüsebrühe in die Crème fraîche einrühren und das Ganze vorsichtig unter
die Gemüsemasse heben. Mit Kräutersalz abschmecken. Dann aus der
Masse flache Plätzchen formen. Das Olivenöl in einer Pfanne erhitzen
und die Plätzchen darin knusprig braten. Nach Belieben warm oder
kalt servieren.

Grüner Kalziumdrink

Zutaten (für 1 Glas): Fruchtfleisch von 1/2 Avocado • 1/2 Bund
Basilikum • 2 Tropfen Distelöl • 5 Walnusskerne
1 TL Spirulinapulver • 1 EL Schmelzflocken • 150 ml Lapachotee
Zubereitung: Avocado, Basilikum, Öl, Nüsse und Spirulinapulver in
ein hohes Gefäß geben und fein pürieren. Dann die Schmelzflocken
einrühren und die Mischung mit kaltem Lapachotee aufgießen.

Natürlich können Sie die Vollkornnudeln auch mit einer Nudelmaschine herstellen – das erleichtert die Arbeit. Falls Sie lieber gekaufte Nudeln verwenden, haben Sie die Möglichkeit, die Sauce mit Spirulinapulver zu würzen.

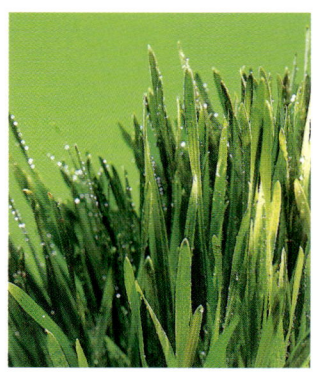

Weizengras war als gesundheitsförderndes Lebensmittel lange Zeit in Vergessenheit geraten und wird heute wieder entdeckt.

Viele Tiere ernähren sich vorwiegend von Gras. Aber auch solche, die nicht ausschließlich davon leben, nehmen bei Krankheit instinktiv Gras zu sich – als natürliches Mittel zur innerlichen Reinigung und zur Heilung.

Getreidegras und Klee – geballte Energie

Vielen Menschen ist es ein Bedürfnis, sich mit grünen Pflanzen zu umgeben. Auch bei den täglichen Mahlzeiten setzen knackig frische Salate, dunkelgrüne Blattgemüse und aromatische Kräuter grüne Akzente und symbolisieren die Lebendigkeit der Nahrung. Das hat, wie bereits gezeigt wurde, einen nachvollziehbaren Grund. Die grüne Farbe der Pflanzen ist Ausdruck ihres Gehalts an Chlorophyll, jenem Pigment, das Sonnenlicht aufnimmt und in Nährstoffe umwandelt. Je intensiver und dunkler die Färbung, desto mehr Chlorophyll ist enthalten. Ein grüner Energiespender der ganz besonderen Art wurde erst in den letzten Jahren wieder entdeckt: die Getreidegräser. Ihre entgiftende, wundheilende und schmerzlindernde Wirkung war allerdings schon den keltischen Druiden bekannt.

Natürliche Heilkraft

Die ersten grünen Triebe von Weizen, Gerste, Dinkel oder auch des »Urgrases« Kamut sind eine Quelle der Gesundheit. Sie werden wie Kräuter klein geschnitten und über den Salat gestreut, oder ihr Saft wird ausgepresst. Über längere Zeit kurmäßig angewendet, senken sie den Blutdruck, wirken einer Übersäuerung entgegen und kräftigen das Immunsystem. Sie enthalten reichlich vollwertiges Protein sowie eine Fülle an Mineralstoffen, Vitaminen und Enzymen, die bei vielen Stoffwechselprozessen eine zentrale Rolle spielen.

100 Gramm Getreidegras entsprechen dem Nährwert von etwa zwei Kilogramm Gemüse aus kontrolliertem biologischem Anbau. So ist es kaum verwunderlich, dass große Tiere wie die Elefanten ihren massigen Körper einzig und allein mit Gras ernähren können und dabei offensichtlich keinen Mangel leiden.

Enzyme – der Stoffwechselmotor

Die in Getreidegräsern enthaltenen Enzyme sind für den Verdauungsprozess unentbehrlich: Sie tragen zur Aufspaltung komplexer Nahrungsmoleküle bei, die dann von den Säften des Magens, der Gallenblase und der Bauchspeicheldrüse weiterverarbeitet werden können.

Der menschliche Organismus ist nur mit einer begrenzten Menge an Enzymen ausgestattet, die von laserartigen Photonenblitzen aus der DNS abgerufen werden. Da der Körper nicht in der Lage ist, das Depot selbst aufzustocken, kommt der Aufnahme von Enzymen durch die Nahrung eine entscheidende Bedeutung zu. Wenn die Nahrung genügend Enzyme enthält, verdaut sie sich quasi von allein. Der körpereigene Vorrat an Enzymen und Biophotonen, die zu deren Freisetzung erforderlich sind, wird auf diese Weise geschont.

Grünes Pflanzenblut

Das Chlorophyll, der Hauptbestandteil von Getreidegrassaft, wird oft auch als grünes Pflanzenblut bezeichnet. Vom menschlichen Hämoglobin unterscheidet es sich grundsätzlich nur durch seinen Magnesiumkern. Der rote Blutfarbstoff, der für den Sauerstofftransport im Körper zuständig ist, trägt an dessen Stelle ein Eisenatom in sich. Bereits 1930 konnte der Chemieprofessor Hans Fischer den Nachweis erbringen, dass Chlorophyll eine zentrale Bedeutung für die Blutbildung hat. Er erhielt dafür den Nobelpreis.

Die Funktion des Chlorophylls in der Pflanze besteht darin, mit dem Sonnenlicht zu interagieren. Damit jedoch die Blätter bei zu intensiver Sonneneinstrahlung keinen Schaden nehmen, wird das Chlorophyll durch einen Enzympanzer vor ultravioletter und radioaktiver Strahlung geschützt. Daneben haben diese Enzyme die Aufgabe, Verbrennungen an der Blattoberfläche sofort zu reparieren.

Wegen der engen Verwandtschaft zwischen grünem Pflanzenblut und rotem Menschenblut erkennt und akzeptiert unser Organismus die Enzyme, die das Chlorophyll als Ergänzungsnährstoffe umgeben. Das macht sie für uns optimal nutzbar.

Das Chlorophyll von Getreidegrassäften ist für den Menschen in keiner Weise toxisch (giftig). Es weist vielmehr eine dem menschlichen Blut ähnliche Struktur auf und ist daher für den Körper besonders leicht verwertbar.

Die wichtigsten Getreidegrassorten

▶ **Dinkelgras** wird speziell zur begleitenden Behandlung von schweren Krankheiten empfohlen, da es stimmungsaufhellend wirkt und den Heilungsprozess unterstützt. Es hat einen besonders starken Wachstumstrieb und ergibt wesentlich mehr Saft als andere Gräser. Sein Geschmack ist angenehm süßlich.

▶ **Gerstengras** wirkt mit seinem hohen Gehalt an Bitterstoffen entgiftend auf die Leber und übernimmt damit eine wichtige Unterstützungsfunktion im Stoffwechsel. Gleichzeitig stellt es eine hochwertige Kalzium- und Magnesiumquelle dar.

▶ **Hafergras** ist reich an Vitamin B1, das Nerven und Gewebe stärkt und ebenfalls den Stoffwechsel anregt. Einer neueren Studie zufolge soll es auch die männliche Potenz steigern.

▶ **Kamutgras** ist eine in Ägypten beheimatete alte Weizenart, die gerade eine Renaissance erlebt. Neben seinem hervorragenden Lichtwert weist dieses »Urgras« einen höheren Vitalstoffgehalt auf als gezüchteter Hybridweizen. Es ist auch für Weizenallergiker geeignet.

▶ **Weizengras** wirkt allgemein regenerierend und reinigend. Es normalisiert den Blutdruck und hemmt Entzündungen. Es ist reich an Enzymen, die den Alterungsprozess verlangsamen und das Immunsystem stabilisieren. Sein hoher Gehalt an Vitamin E kann nach den Wechseljahren die Östrogenproduktion wieder aktivieren.

Verwenden Sie zur Keimung nur völlig unbehandelte Samen ohne chemische Rückstände. Wenn Sie keinen Lieferanten kennen, der sich auf pestizidfreie Ware spezialisiert hat, wählen Sie Produkte aus biologisch-dynamischem Anbau.

Getreidegras selbst ziehen

Sie können Getreidegras ganz einfach selbst anpflanzen. Weichen Sie dazu die Samen zunächst über Nacht ein. Geben Sie sie anschließend in eine Schale mit angefeuchteter Erde, und decken Sie sie mit Folie ab. Die lichtvolle Saat sollte drei Tage lang bei etwa 20 °C im Dunkeln stehen. Am vierten Tag können Sie die Folie abnehmen. Stellen Sie die Samen dann ans Licht, und gießen Sie sie nach Bedarf – im Winter reicht ein helles Fensterbrett; im Sommer kann man die Schale gut auf den Balkon stellen. Nach 10 bis 14 Tagen hat das Gras eine Höhe von ca. 15 Zentimeter erreicht und kann geerntet werden.

Richtig entsaften

Nach dem Schnitt können Sie die Halme in einem speziellen Getreidegrasentsafter pressen, der den gesunden Saft von den unverdaulichen Pflanzenfasern trennt. Zur Not reicht auch ein normaler Mixer: Pürieren Sie in diesem Fall eine Tasse grob zerkleinertes Gras mit einem viertel Liter Wasser oder Gemüsesaft, und seihen Sie die Mischung ab. Der Saft aus dem Mixer ist bereits ausreichend verdünnt. Sie sollten den Saft sofort trinken und immer nur so viel zubereiten, wie Sie gerade brauchen, denn er verdirbt sehr schnell.

Trinken Sie anfangs nicht zu viel Getreidesaft auf einmal: Durch die reinigende Wirkung des Safts werden Giftstoffe im Körper gelöst und über den Blutkreislauf zur Ausscheidung gebracht. Dies kann vorübergehend zu unangenehmen Begleiterscheinungen führen – eigentlich das beste Zeichen dafür, dass eine Reinigung von innen dringend notwendig ist. Wollen Sie solche Reaktionen vermeiden, nehmen Sie zunächst nur ein bis zwei Teelöffel puren Grassaft ein, den Sie mit Wasser oder anderen Säften verdünnen. Wenn Sie sich daran gewöhnt haben, können Sie die Menge nach und nach steigern.

Grüner Sonnencocktail

Zutaten (für 1/2 Liter Saft): 2–3 Karotten • 1 Rote Bete • 1/4 Sellerie 1/4 Gärtnergurke • 1 mittelgroßer Apfel • 1–2 TL Getreidegrassaft
Zubereitung: Das Gemüse und den Apfel unter fließendem Wasser gründlich waschen, ungeschält zerkleinern und nach und nach in den Entsafter geben. Ganz zum Schluss den frischen Getreidegrassaft untermischen.

Die einfache Alternative

Wer keinen Spezialentsafter hat, braucht keineswegs auf Getreidegras zu verzichten. Eine weitere Möglichkeit, sich die wertvollen Inhaltsstoffe zugänglich zu machen, ist das Auskauen der Halme – am besten morgens vor dem Frühstück. Die harten und wegen der Zellulose

Ernten Sie Getreidegras nur einmal: Es wächst zwar schnell nach, aber für gesundheitliche Zwecke ist der Zweitschnitt nicht geeignet. Beim Zweitschnitt fehlt die Vielfalt an Enzymen, die ausschließlich beim Keimen entsteht.

unverdaulichen Grasfasern spucken Sie einfach aus. Das Kauen von Weizensaft stimmt den Körper basisch; es verstärkt den Lymphfluss, reinigt das Blut und bringt den Kreislauf in Schwung. Dass dabei gleichzeitig das Zahnfleisch gepflegt und gestärkt wird, ist eine weitere positive Begleiterscheinung.

Mittlerweile werden Getreidegrasprodukte auch in Pulver- und Tablettenform angeboten. Zwar geht selbst bei schonender Trocknung immer ein gewisser Teil der Biophotonen und Vitalstoffe verloren, so dass diese »schnelle« Anwendungsvariante nur die zweite Wahl sein sollte. Dennoch stellt sie immer dann eine wertvolle Nahrungsergänzung dar, wenn keine frischen Gräser verfügbar sind. Zur langsamen Gewöhnung empfehlen sich in der ersten Woche ein Teelöffel oder drei Tabletten, in der zweiten zwei Teelöffel oder vier Tabletten und ab der dritten Woche drei Teelöffel oder fünf Tabletten pro Tag.

Körperpflegeprodukte aus Weizengrassaft können Sie ohne allzu großen Aufwand selbst herstellen. Sie bieten Ihnen einen doppelten Vorteil: gesunde Wirkung bei geringen Kosten.

Erste Hilfe für die Haut

Auch äußerlich können die energiegeladenen Säfte der Getreidegräser genutzt werden, um die Haut – unseren natürlichen »Sonnenkollektor« – zu pflegen und zu schützen. Dank der antiseptischen und beruhigenden Wirkung des in ihnen enthaltenen Chlorophylls sind sie vor allem bei Verletzungen, Ausschlägen, Verbrennungen, Schnittwunden und Insektenstichen hilfreich.

Auch Herpesbläschen im Mund heilen besser ab, wenn Sie mehrmals täglich Spülungen mit verdünntem Weizengrassaft vornehmen. Um die Wirkung zu verstärken, nehmen Sie zusätzlich dreimal täglich fünf Spirulinatabletten ein, bis sich der Herpes zurückgebildet hat.

Quark-Honig-Maske mit Getreidesaft

Mit anderen Zutaten zu einer pflegenden Gesichtsmaske verrührt, trägt Getreidegrassaft zur Straffung schlaffer und welker Haut bei.

Anwendung: 1 Tasse Magerquark mit 1 Esslöffel Honig mischen. So viel Getreidegrassaft unterrühren, bis ein sämiger Brei entsteht. Auf die Haut auftragen und etwa 20 Minuten lang einwirken lassen.

Danach die Gesichtsmaske mit einem feuchten Waschlappen abnehmen und mit kaltem Wasser gründlich nachspülen. Die Haut mit einem sanften Gesichtswasser reinigen und zuletzt gut eincremen, z. B. mit einer Creme auf Mikroalgenbasis.

Getreidesaftpeeling

Ein Peeling mit Getreidegrassaft sorgt für einen klaren Teint. Es entfernt abgestorbene Hautschüppchen und verbessert die Durchblutung. Solch ein Peeling sollte man allerdings nicht täglich, sondern höchstens zweimal wöchentlich durchführen.

Anwendung: 1 Tasse Hafermehl und 1 Tasse gemahlene Mandeln mit 1 Teelöffel Honig vermischen. Frisch gepressten Getreidegrassaft unterrühren, bis das Peeling die gewünschte Konsistenz hat. Auf das zuvor gründlich gereinigte Gesicht auftragen und mit angefeuchteten Fingerspitzen sanft einmassieren. Dabei schuppige Stellen oder Mitesserzonen besonders intensiv behandeln. Das Peeling anschließend mit einem feuchten Waschlappen abnehmen und mit kaltem Wasser gründlich nachspülen. Die Haut mit einem sanften Gesichtswasser reinigen und zum Schluss gut eincremen.

Weizengrassaft entfaltet nur im absolut frischen Zustand sein volles Wirkungsspektrum. Diesem Umstand sollten Sie auch bei der eigenen Herstellung von Kosmetik Rechnung tragen.

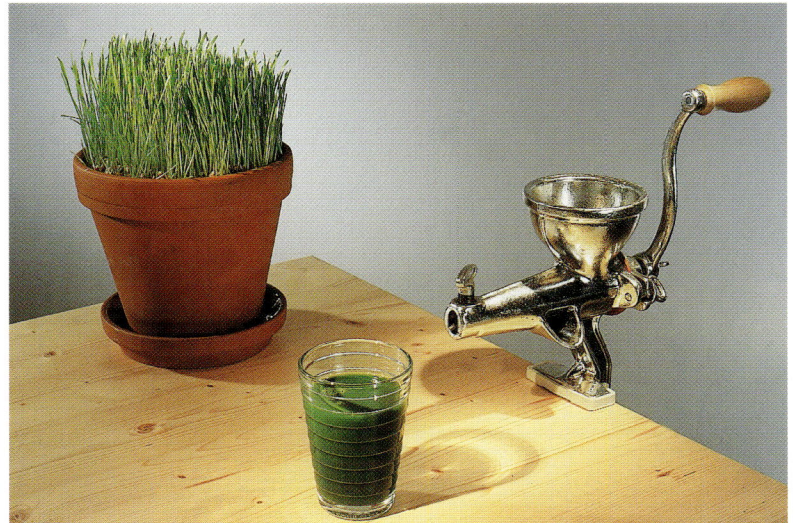

In Reformhäusern gibt es spezielle Weizengrasentsafter. Sie pressen das Weizengras und trennen Saft und Zellulose. 100 Gramm Weizengras ergeben ca. 90 Milliliter Saft.

Zutaten: 1/2 Tasse Arame • 2 mittelgroße Zwiebeln • 1 EL Sesamöl
1 mittelgroße Karotte • 1 EL Sojakeimlinge • 1–2 TL Sojasauce
ausgepresster Saft von 1 EL geriebenem Ingwer

Zubereitung: Die Arame waschen und ca. 10 Minuten lang in Wasser
einweichen. Inzwischen die Zwiebeln abziehen, in feine Streifen
schneiden und in der Pfanne mit dem Sesamöl glasig dünsten. Die Karotte putzen, in feine Stifte schneiden und gemeinsam mit der eingeweichten Arame zu den Zwiebeln geben. Mit 1/2 Tasse Wasser aufgießen und zugedeckt 15 bis 20 Minuten lang kochen lassen. Zum
Schluss die Sojakeimlinge untermischen und mit Sojasauce und Ingwersaft kräftig abschmecken.

▶ **Hiziki** ist eine ausgesprochen aromatische Makroalgenart. Verwendet man sie für Gemüsegerichte, wird sie genauso wie die Arame zubereitet. Die Einweichzeit beträgt jedoch 30 Minuten und die Garzeit
etwa 40 Minuten. Hiziki schmeckt besonders gut in Suppen und zu
Wurzelgemüsen.

▶ **Kombu** ist vielseitig einsetzbar. Sie lässt sich wunderbar in Suppen
oder Eintöpfen verarbeiten, ohne einen besonders intensiven Eigengeschmack zu entwickeln. Aufgrund ihres Glutamatgehalts ist sie eine
ideale Ergänzung für alle Gerichte mit Hülsenfrüchten, denn Gluta-

Makroalgen sind das
ideale Lebensmittel, um
einer Übersäuerung ent-
gegenzuwirken. Um den
Säure-Basen-Haushalt zu
stabilisieren, sollte man
sie allerdings regelmäßig
verzehren.

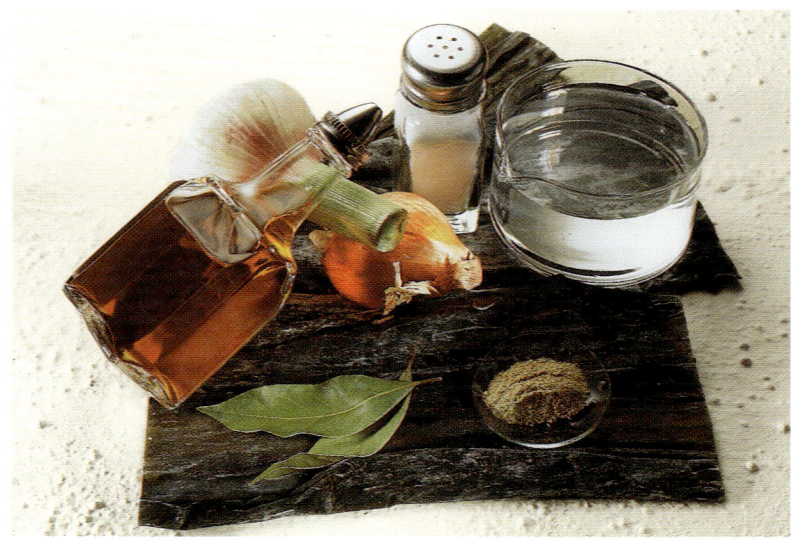

*Algen werden meist als
essbare »Verpackung« von
Gerichten eingesetzt.
Zerkleinert dienen sie auch
als Gewürz und verleihen
Speisen eine besondere Note.*

mat verkürzt die notwendige Kochzeit und sorgt für bessere Verdaulichkeit. Außerdem unterstreicht Kombu die natürliche Süße von bestimmten Gemüsesorten wie beispielsweise Karotten.

Für Eintöpfe und Suppen reicht pro Person ein etwa drei Zentimeter langes Algenstück. Mit einem leicht angefeuchteten Tuch abwischen, zehn Minuten lang einweichen und mitkochen.

Für Gerichte mit Hülsenfrüchten einen Algenstreifen mit den Hülsenfrüchten über Nacht einweichen und dann wie gewohnt zubereiten.

▶ **Mekabu** hat ein besonders intensives, herzhaftes Aroma und ist deshalb nicht jedermanns Sache. Sie kann den Geschmack eines Gerichts schnell dominieren.

▶ **Sushi Nori** ist sehr nahrhaft und würzig. Ihr Geschmack erinnert an gegrillten Fisch. Manchmal wird sie als Fastfood-Alge bezeichnet, weil man sie ohne weitere Zubereitung direkt aus der Tüte essen kann.

▶ **Wakame** ist leicht und erfrischend. Sie passt vor allem zu Suppen. Man kann Wakame auch ungekocht zum Salat reichen.

Klein, aber fein – Mikroalgen

Mikroalgen sind so klein, dass man sie einzeln in der Regel nur unter dem Mikroskop erkennen kann. Sie treiben als Phytoplankton im Meerwasser und bilden das erste Glied der Nahrungskette. Da sie besonders reich an Nähr- und Vitalstoffen sind, können sich sogar Wale ausschließlich von den kleinen, meist einzelligen Mikroalgen ernähren. Doch sie sind nicht nur im Meer zu Hause: Es gibt sie in allen Gewässern, schwebend oder auf Steinen und Pflanzen wachsend.

Als Ursprung des Pflanzenreichs haben die Mikroalgen noch viel von ihrer urtümlichen, starken Vitalität bewahrt. Ebenso wie die Makroalgen sollten sie in der menschlichen Ernährung eine wichtige Rolle spielen, vor allem als Nahrungsergänzung. Denn sie enthalten einen einzigartigen Komplex von lebenswichtigen Proteinen, Vitaminen, Mineralstoffen und Spurenelementen. In so ausgewogener und reichhaltiger Kombination wie in Mikroalgen kommen diese Stoffe in keinem anderen Naturprodukt vor.

Mikroalgen bauen mit dem Sonnenlicht als Energiequelle aus Kohlendioxid, Wasser und den darin gelösten Mineralien organische Substanzen auf. Während dieser als Photosynthese bezeichneten Vorgangs wird Sauerstoff frei, die Grundlage allen Lebens.

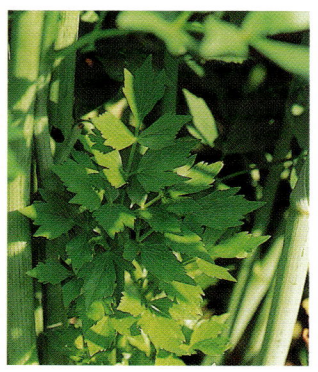

Kräuter und Gemüse sind ein idealer Speicher für Sonnenenergie. Die in ihnen enthaltenen Chlorophyll-teilchen fungieren als Licht-sammelzentren.

Gemüse und Kräuter – Variationen in Grün

In den vorangegangenen Kapiteln wurde am Beispiel der Algen und Getreidegräser die Lichtwirkung pflanzlicher Nahrung und des in ihr enthaltenen Chlorophylls dargestellt.

Im Folgenden wenden wir uns den Gemüsen und Kräutern zu, denn auch sie besitzen die geballte Kraft gespeicherter Sonnenenergie, die im Verbund mit den energetischen Impulsen und Mikronährstoffen des Bodens so wichtig für die Gesundheit ist.

Zellschutz durch Antioxidanzien

In den wissenschaftlichen Studien über den Nährwert von Gemüse und Kräutern ist immer häufiger von den so genannten sekundären Pflanzenwirkstoffen die Rede. Fast täglich werden neue Kombinationen dieser Substanzen entdeckt, die für die Erhaltung oder Wiederherstellung der Gesundheit eine wichtige Rolle spielen. Allen gemeinsam ist ihre antioxidative Wirkung: Oxidieren heißt Sauerstoff aufnehmen oder bewirken, dass sich eine Substanz mit Sauerstoff verbindet. Genauso wie das Sonnenlicht sowohl eine lebenserhaltende als auch eine zerstörerische Wirkung entfalten kann, hat auch der Sauerstoff eine konstruktive und eine destruktive Seite. Wenn er unvollständig verbrannt wird, entstehen so genannte freie Radikale. Sie können die Körperzellen angreifen oder sogar zerstören. Mit schädlichen Oxidationsprozessen werden u. a. Herzerkrankungen und grauer Star, das Wachstum von Tumorzellen und vorzeitige Alterserscheinungen in Verbindung gebracht.

Einen wirksamen Schutz vor dem Angriff freier Radikale bieten Antioxidanzien, die deshalb auch Radikalefänger genannt werden. Um den Organismus in seinen Funktionen zu unterstützen, sollte man die Antioxidanzien Vitamin A, C und E sowie Selen in hoher Konzentra-

Antioxidanzien wirken wahre Wunder: Glatte Haut, weniger Falten, ein straffes Bindegewebe und ein jugendlicheres Aussehen erreichen Sie allein durch gezielt ausgewählte Kost.

tion zu sich nehmen. Reichlich enthalten sind diese Biostoffe in kalt-
gepressten Pflanzenölen, Nüssen, Samen und Keimen. Die höchste
Konzentration an Antioxidanzien bieten jedoch naturbelassene
pflanzliche Lebensmittel wie dunkelgrünes Gemüse und Kräuter.

Neuartiger Lebensmitteltest

Allein mit chemischen Analysemethoden lassen sich die Qualitäts-
unterschiede zwischen konventionell und biologisch angebauter Ware
nicht erfassen. So kann es sein, dass eine Karotte von einem Biohof in
Autobahnnähe bei solch einer Bewertung schlechter abschneidet als
eine konventionell gezogene, bei der sparsam gedüngt wurde und die
übrigen Parameter günstig ausfielen.

Manfred Hoffmann, Professor für landwirtschaftliche Verfahrenstech-
nik an der Fachhochschule Weihenstephan, hat einen elektrochemi-
schen Screeningtest entwickelt, der die Qualität von Nahrungsmitteln
anhand der darin enthaltenen Elektronen bestimmt: Je mehr Stress
auf einem Organismus lastet, desto mehr Elektronen verbraucht er.
Führen wir uns mit gesunden, lichtstarken Lebensmitteln vermehrt
Elektronen zu, so lässt sich das durch die Belastung entstehende Defi-
zit ausgleichen. Die schädlichen freien Radikale können dann schneller neutralisiert und damit übermäßige Oxidation verhindert werden.
Bei Bioprodukten, so Hoffmann, ist diese »reduktive Tendenz« in
85 Prozent der Fälle stärker als bei herkömmlicher Ware.

Weil Antioxidanzien nicht nur der Jugend und der Schönheit dienen, sondern auch Krankheiten wie Krebs entgegenwirken, beschäftigen sich seit Beginn der neunziger Jahre viele Wissenschaftler mit diesen interessanten Schutzstoffen.

Dunkelgrüne Wintergemüse und -salate

Sonne-Licht-Kost und Wintergemüse, das sind zwei Dinge, die auf den
ersten Blick völlig unvereinbar erscheinen. Doch gerade zu der Jahreszeit, in der die Sonne ihren tiefsten Stand erreicht hat, gedeihen besonders lichthaltige Pflanzen. Brokkoli, Wirsing, Grünkohl, Rosenkohl
und Mangold haben jetzt ebenso Saison wie Feldsalat. Ihnen allen ist
die dunkelgrüne Farbe gemeinsam: Sie zeugt von einem besonders
hohen Chlorophyllgehalt, der dafür sorgt, dass selbst der schwächste

Vorteile der lichtvollen Ursubstanz zunutze machen, kann man sie neben dem Verzehr auch äußerlich anwenden. Die Haut ist unsere Schnittstelle zur Umwelt. Über sie gelangt Licht in unseren Organismus. Funktioniert sie nicht einwandfrei, wird der ganze Körper in Mitleidenschaft gezogen. Es ist daher ratsam, auf eine optimale Hautpflege zu achten. Algen enthalten große Mengen an Mineralstoffen und Spurenelementen, die die Zellen nähren. Das reichlich vorhandene Chlorophyll regeneriert das Gewebe und wirkt dank seiner antibakteriellen Eigenschaften Entzündungen entgegen. Man muss nicht gleich die über 1500 DM teure Seetangcreme »la mer« verwenden, die der NASA-Wissenschaftler Max Huber entwickelt hat und die nach Aussage der Hersteller wahre Wunder vollbringen soll: Mittlerweile sind eine ganze Reihe von hervorragenden Gesichts- und Körperpflegeprodukten auf Algenbasis im Handel. Dank der besonders reichhaltigen Vitalstoffkombination sind für die Hautpflege vor allem Cremes zu empfehlen, die die blaugrüne Mikroalge Spirulina enthalten.

Gesichtsmaske mit Spirulina

Die Spirulinamaske hilft bei stark fettender und zu Unreinheiten neigender Haut.

Anwendung: 1 Esslöffel Spirulinapulver mit etwas Wasser zu einer Paste verrühren und auf die Haut auftragen. Nach etwa 15 Minuten mit einem feuchten Waschlappen abwaschen und mit viel klarem Wasser nachspülen. Anschließend die Haut mit Gesichtswasser reinigen und wie gewohnt eincremen.

Tipp Zum Abnehmen der Spirulinamaske sollten Sie keinen neuen Waschlappen verwenden. Die intensive grüne Farbe hinterlässt zwar auf der Haut keine Spuren, lässt sich aber nicht so ohne weiteres aus dem Stoff auswaschen.

Alternativ lässt sich in Wasser gelöstes Spirulinapulver auch in Fertigmasken und -cremes aller Art einrühren. Mischen Sie jedoch immer nur so viel an, wie Sie für eine Behandlung benötigen. Ist das Pulver erst einmal mit Flüssigkeit in Berührung gekommen, sollte man es sofort aufbrauchen.

Wenn es um die Schönheit geht, sind Algenextrakte unschlagbar: Algen im Shampoo beugen Haarausfall vor und regulieren die Talgproduktion. Auch Zahnpasta, Reinigungsmilch und Hautcremes enthalten die Wirkstoffe der Algen.

Schutz vor Sonnenbrand

Beim Sonnenbaden kommt es – wie bei vielen anderen Dingen auch – auf das richtige Maß an. Bekommen wir zu wenig Sonne ab, werden wir blass und trübsinnig; setzen wir uns ihr zu lange aus, verbrennt unsere Haut. Auch hier stellen Mikroalgen eine einfache und gute Lösung dar. Sie enthalten nämlich einen besonders hohen Anteil an Beta-Karotin, jenem orangegelben Pigment, das die Haut vor einem Übermaß an UV-Strahlung schützt und daher auch in den meisten industriell hergestellten Sonnenschutzmitteln enthalten ist. Die in Mikroalgen reichlich enthaltene Aminosäure Trypsin trägt gleichfalls dazu bei, das Sonnenbrandrisiko zu verringern.

Wer sich also nicht allein mit Sonne-Licht-Kost fit halten will, sondern darüber hinaus eine Reise in südlichere Gefilde plant, sollte zwei bis drei Wochen vor Urlaubsbeginn eine Spirulinakur machen. Nehmen Sie zu diesem Zweck dreimal täglich fünf Spirulinatabletten ein. Bedenken Sie jedoch, dass selbst die beste Vorbereitung nicht ganz vor Sonnenbrand schützen kann. Setzen Sie sich der Sonne nicht im Übermaß aus, und verwenden Sie zudem ein Sonnenschutzmittel mit hohem Lichtschutzfaktor.

Der Beta-Karotin-Gehalt von Spirulinaalgen ist 14-mal höher als der von Karotten. Karotinoide spielen für den Schutz der Hautzellen eine überaus wichtige Rolle.

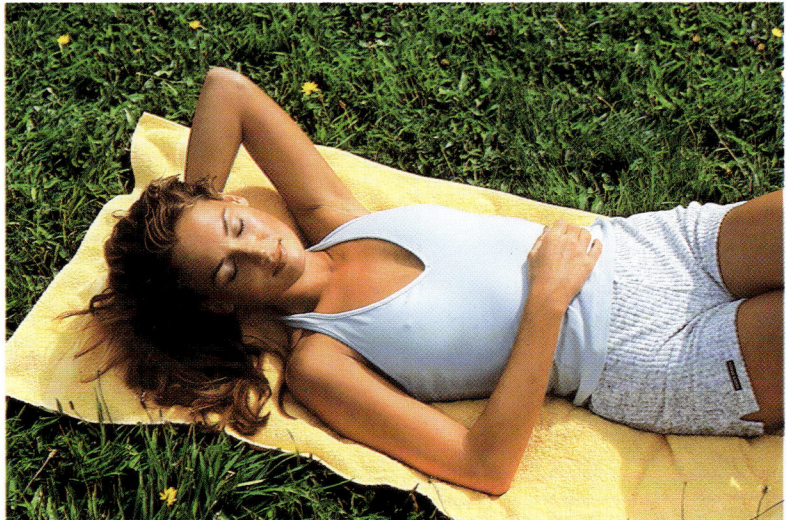

Licht tut gut – aber allzu ausgedehnte Sonnenbäder haben oft gesundheitliche Schäden zur Folge. Spirulinaalgen sind reich an Beta-Karotin, jenem orangegelben Pigment, das schädliche UV-Strahlung abwehrt.

Brokkoli-Eier-Salat

Die Brokkoliröschen schmecken im Salat am besten, wenn sie noch knackig sind. Durch eine kurze Garzeit werden auch die hitzeempfindlichen Biophotonen und Mikronährstoffe geschont.

Zutaten (für 4 Personen): 600 g Brokkoli • je 3 Stiele Basilikum und Thymian • 1 Bund glatte Petersilie • 4 hart gekochte Eier
150 g Crème fraîche • 3 EL Zitronensaft • Kräutersalz • Pfeffer

Zubereitung: Den Brokkoli waschen und in kleine Röschen zerteilen. Die Röschen in wenig Salzwasser etwa 3 Minuten lang blanchieren, in einem Sieb gut abtropfen lassen, das Wasser auffangen. Die Kräuter waschen und die Blätter von den Stielen entfernen. Ein paar Blätter zur Dekoration beiseite legen, den Rest fein hacken. 2 hart gekochte Eier zusammen mit der Crème fraîche und dem Zitronensaft pürieren, mit etwas Brokkoliwasser glatt rühren. Die Kräuter zugeben und die Sauce mit Kräutersalz und Pfeffer pikant würzen. Die Brokkoliröschen in eine flache Schale legen, die Sauce darüber verteilen. Die beiden restlichen Eier in Scheiben schneiden und den Brokkoli damit garnieren. Zum Schluss mit Kräutern dekorieren.

> Brokkoli wird von Jahr zu Jahr beliebter. Der Grund: Das Gemüse lässt sich gut zubereiten, ist gesund und eignet sich darüber hinaus hervorragend als Beilage zu allerlei Gerichten.

Über den Lichtwert von Eiern

Über ein interessantes Experiment mit Hühnereiern berichtet Fritz Albert Popp in seinem Buch »Die Botschaft unserer Nahrung«. Dabei wurden Eier aus Batteriehaltung und Freilandeier auf ihre Lichtqualität hin untersucht.

▶ Zunächst wurden alle Tiere gemeinsam in einer Halle gehalten, dann eine Gruppe bei absolut gleicher Fütterung im Freien. Waren die Ausgangswerte der Biophotonenstrahlung aller Eier zunächst identisch, stellte sich bei den Freilandeiern schon nach einer Woche eine wesentlich Verbesserung der Lichtspeicherfähigkeit ein.

▶ Dadurch blieb ihre lebendige Lichtenergie auch über den langen Weg bis zum Verbraucher erhalten, während die Eier aus Batteriehaltung dort völlig lichtleer ankamen. Auch unter diesem Aspekt kann es also sehr lohnend sein, die teureren Freilandeier zu kaufen.

Tipp Brokkoli passt gut zum Chinesischen Fondue, dem so genannten Steamboat, bei dem die verschiedenen Zutaten in Gemüsebrühe gegart werden. Auch beim berühmten Schweizer Käsefondue stellen Brokkoliröschen eine hervorragende Alternative zum Baguette dar.

Winterpastete mit Wirsing

Der dunkelgrüne Wirsing mit seinen krausen Blättern war schon immer ein beliebtes Wintergemüse. Dass er nicht nur zu deftigen Eintopfgerichten passt oder als herzhaft gefüllte Roulade schmeckt, beweist das folgende Rezept.

Zutaten (für 4 Personen): 200 g Karotten • 200 g Brokkoli
1 Stange Lauch • 6–8 große Wirsingblätter • 600 ml Gemüsebrühe
100 g Maisgrieß • 100 g Sahne • 4 Eier • Muskatnuss • Salz
Pfeffer aus der Mühle • Öl zum Fetten der Backform

Zubereitung: Den Backofen auf 200 °C vorheizen. Das Gemüse sorgfältig waschen und putzen. Die Karotten schälen und der Länge nach halbieren, den Brokkoli in Röschen zerteilen, den Stiel schälen und in Streifen schneiden. Den Lauch in Ringe schneiden. Die Wirsingblätter beiseite legen. Die Hälfte der Gemüsebrühe (300 Milliliter) zum Kochen bringen, die Karotten darin 5 Minuten lang bei geringer Hitze garen lassen. Dann den Brokkoli und den Lauch dazugeben und alles zusammen weitere 5 Minuten lang bei geringer Hitze kochen lassen. Das Gemüse herausnehmen und Brühe nachgießen, so dass wieder 300 Milliliter im Topf sind. Die Wirsingblätter 3 Minuten lang darin blanchieren, anschließend die Brühe noch einmal auf 300 Milliliter aufgießen. Den Maisgrieß langsam einstreuen und kurz aufkochen. Den Topf vom Herd nehmen und den Grieß abkühlen lassen. Sahne und Eier unterziehen, mit den Gewürzen pikant abschmecken. Eine 30 Zentimeter lange Backform mit Öl einreiben und mit blanchierten Wirsingblättern auslegen. Gemüse und Mais schichtweise einfüllen. Zum Schluss die restlichen Wirsingblätter darüber legen und die Form mit Alufolie abdecken. Die Pastete etwa 1 Stunde lang backen.

Tipp Eine besonders delikate geschmackliche Ergänzung zu der Gemüsepastete ist Petersilienrahm (Rezept siehe Seite 85).

Der krausblättrige Wirsing eignet sich auch hervorragend als Rohkostbeilage. Es lohnt sich, den würzigen Verwandten des Weißkohls einmal als Salatzutat zu verwenden.

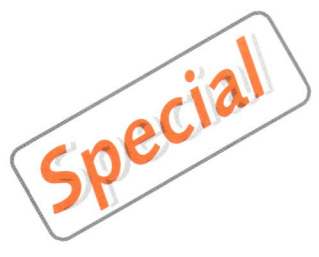

Kochen mit Spirulina

Spirulinapulver verbessert den Nährstoffgehalt einer jeden Mahlzeit. Selbst beim Garen verliert es nicht allzu viele Wirkstoffe. Man sollte es dennoch vermeiden, das Algenpulver langen Kochprozessen auszusetzen, und es erst so spät wie möglich zugeben.

Die folgenden Rezeptvorschläge sind als Beispiele gedacht. Lassen Sie sich inspirieren! Ihrer Phantasie sind bei der Zubereitung von Spirulina keine Grenzen gesetzt. Bevor Sie sich ans Kochen machen, sollten Sie jedoch einige Kleinigkeiten beachten:

▶ Alle Rezeptzutaten sind, sofern nicht anders angegeben, für zwei Personen berechnet.

▶ Die im Pulver enthaltenen natürlichen Farbstoffe sind so intensiv, dass sie viele Lebensmittel grün verfärben. Richtig genutzt, macht dies die Speisen aber nicht nur vollwertiger, sondern auch attraktiver.

▶ Vermeiden Sie aufgrund der Verfärbung Kochgeräte aus Holz.

Kleine Snacks und Beilagen

Zweierlei Püree

Zutaten: 500 g Kartoffeln • 1 Tasse Wasser • 1/2 TL Salz
1/2 TL gemahlener Kümmel (nach Belieben) • 1 TL Butter
1 TL Spirulinapulver • 1/8 l süße Sahne

Zubereitung: Die Kartoffeln kochen und anschließend pellen. Das Wasser in einem großen Topf erhitzen, Salz und Kümmelpulver zugeben. Die Kartoffeln durch eine Presse drücken, in das Wasser geben und mit der Butter zu einem glatten Püree verarbeiten. Das Spirulinapulver mit 2 Esslöffeln Sahne anrühren. Die restliche Sahne unter das Püree rühren. Die Hälfte der Püreemenge in einen separaten Topf geben und mit dem angerührten Spirulinapulver kräftig grün färben. Nun die beiden Pürees nebeneinander anrichten.

Sie sollten Spirulinapulver beim Kochen möglichst als letzte Zutat hinzugeben, damit die wertvollen Vitamine, Mineralstoffe und Spurenelemente nicht durch allzu langes Erhitzen zerstört werden.

Vollkornnudeln in Grün

Zutaten: 200 g Vollkornweizenmehl • 2 Eier • 1 TL Spirulinapulver etwas Salz
Zubereitung: Alle Zutaten rasch zu einem glatten Teig verkneten. Um ein Austrocknen zu vermeiden, den Teig gut verschlossen etwa 30 Minuten lang ruhen lassen. Anschließend den Teig mit einem Nudelholz mehrmals ausrollen, bis er geschmeidig ist. Den ausgewalzten Teig in etwa 0,5 bis 1 Zentimeter breite Streifen schneiden und diese in reichlich kochendem Salzwasser bissfest garen. Anschließend abseihen und sofort servieren. Dazu passen raffinierte Nudelsaucen oder einfach etwas Olivenöl und Knoblauch.

Gemüseplätzchen

Zutaten: 100 g Karotten • 150 g Kartoffeln • 1 Zwiebel
1/2 TL Spirulinapulver • 1TL Gemüsebrühe • 1 EL Crème fraîche
etwas Kräutersalz • 1 EL Olivenöl
Zubereitung: Die Karotten und die Kartoffeln waschen, schälen und reiben. Die Zwiebel abziehen und fein hacken, dann mit dem restlichen Gemüse mischen. Nun das Spirulinapulver und die Gemüsebrühe in die Crème fraîche einrühren und das Ganze vorsichtig unter die Gemüsemasse heben. Mit Kräutersalz abschmecken. Dann aus der Masse flache Plätzchen formen. Das Olivenöl in einer Pfanne erhitzen und die Plätzchen darin knusprig braten. Nach Belieben warm oder kalt servieren.

Grüner Kalziumdrink

Zutaten (für 1 Glas): Fruchtfleisch von 1/2 Avocado • 1/2 Bund Basilikum • 2 Tropfen Distelöl • 5 Walnusskerne
1 TL Spirulinapulver • 1 EL Schmelzflocken • 150 ml Lapachotee
Zubereitung: Avocado, Basilikum, Öl, Nüsse und Spirulinapulver in ein hohes Gefäß geben und fein pürieren. Dann die Schmelzflocken einrühren und die Mischung mit kaltem Lapachotee aufgießen.

Natürlich können Sie die Vollkornnudeln auch mit einer Nudelmaschine herstellen – das erleichtert die Arbeit. Falls Sie lieber gekaufte Nudeln verwenden, haben Sie die Möglichkeit, die Sauce mit Spirulinapulver zu würzen.

Salz und Pfeffer würzen und die fein gehackte Schalotte untermischen. Den Feldsalat waschen und gut abtropfen lassen. Die Vinaigrette darüber gießen, mit den Croutons bestreut servieren.

Gemüsegenüsse für das ganze Jahr

Die beschriebenen grünen Wintergemüse und -salate sind nur ein kleiner Teil des großen Angebots an köstlichen und lichtreichen Pflanzen, die über das ganze Jahr hinweg unseren Speiseplan bereichern. Es gibt natürlich auch in den anderen Jahreszeiten dunkelgrünes Gemüse: Ein Beispiel ist der Spinat, der ein hervorragender Licht- und Vitamin-C-Spender ist.

Doch nicht nur Grünes bringt Licht auf den Teller. Gerade beim Gemüse gilt die Devise: Je bunter, desto besser. Schließlich sind alle pflanzlichen Farbstoffe Träger wertvoller Lichtschwingungen. Anders als man zunächst vermuten würde, sind auch Wurzelgemüse eine gute Quelle für Biophotonen. Sie wachsen zwar unter der Erde und sind dem Sonnenlicht nie direkt ausgesetzt, werden von der Pflanze aber als eine Art Lichtreservoir genutzt, das die über die Blätter aufgenommene Energie speichert. Am deutlichsten ist diese Lichtqualität stark pigmentierten Sorten wie Roter Bete und Karotte anzusehen. Farben sind somit stets ein guter Hinweis auf die Lichtqualität. Die verschiedenen Farbpigmente sind häufig auch Träger von wertvollen Vitalstoffen – man sollte daher eher rote als weiße Zwiebeln kaufen. Bei der Zubereitung von Lauch empfiehlt es sich, auch die dunkelgrünen Teile zu verwenden: In ihnen steckt 300-mal mehr Beta-Karotin als in den weißen Abschnitten.

Wie Grabfunde im heutigen Mexiko vermuten lassen, wussten die Azteken die Avocado bereits vor Jahrhunderten zu schätzen. Sie nannten sie Ahuakatl – zu deutsch Alligatorbirne – und damit wird deutlich, dass wir es hier nicht mit einem Gemüse, sondern mit einer Frucht zu tun haben.

Eine gesunde Exotin – die Avocado

Der landläufigen Meinung entgegen handelt es sich bei der Avocado tatsächlich um eine Frucht und nicht um ein Gemüse. Da sie aber eher nussig und pikant schmeckt und ähnlich wie Gemüse verwendet wird, ist sie in diesem Zusammenhang beschrieben.

Einkauf und Lagerung von Avocados

▶ Kaufen Sie nach Möglichkeit nur Avocados mit Stielansatz, da diese Exemplare vom Baum geschnitten und nicht gepflückt wurden. Außerdem schützt ein intakter Stielansatz gegen Schimmelpilzbefall.

▶ Weiche Avocados haben oft Druckstellen. Kaufen Sie lieber feste Früchte, denn die sind in der Regel unverletzt. Sie müssen dann allerdings noch ein paar Tage reifen.

▶ Muss eine Avocado nachreifen – was häufig vorkommt, da sie unreif geerntet werden –, sollte sie bei Zimmertemperatur gelagert werden.

▶ Vollreife Früchte halten sich im Kühlschrank etwa zwei bis drei Tage.

▶ Durch Einwirkung von Sauerstoff verfärbt sich das Fruchtfleisch sehr schnell dunkel. Wenn man es nach dem Auslösen sofort mit etwas Zitrone oder Essig beträufelt, kann dies vermieden werden.

▶ Ganze Früchte sind nicht zum Tiefgefrieren geeignet, wohl aber das Fruchtfleisch, wenn man es mit der Gabel zerdrückt und mit etwas Zitronensaft vermischt. Zum Auftauen stellt man das Avocadomus am besten in den Kühlschrank.

Das Sonnenlicht gelangt über die Blätter in das Fruchtfleisch und den Kern der Avocado, wo es gespeichert wird. Das macht aus dem Öl des Samens einen so reichhaltigen Energiespender.

Das Fruchtfleisch hat einen außergewöhnlich hohen Gehalt an Fett (über 20 Prozent). Dennoch ist es leicht verdaulich, da zahlreiche Enzyme die Fettaufspaltung erleichtern. Die enthaltenen Fette setzen sich überwiegend aus hochwertigen, ungesättigten Fettsäuren zusammen, die für den Körper unabdingbar sind, um fettlösliche Vitamine (A, D, E und K) aufzuschließen. Anders als die gesättigten Fettsäuren, die in tierischen Fetten überwiegen, können die ungesättigten Fettsäuren nicht vom Organismus selbst gebildet werden – sie müssen von außen über die Nahrung zugeführt werden. Ihnen kommt eine wichtige Rolle im Stoffwechsel zu. Zudem mindern ungesättigte Fettsäuren das Risiko von Herz-Kreislauf-Erkrankungen.

Avocadoöl ist auch hervorragend für die Schönheitspflege geeignet. Sein hoher Biotingehalt sorgt für rosige, straffe Haut, glänzendes Haar und glatte, gesunde Fingernägel.

Die wichtigsten Getreidegrassorten

▶ **Dinkelgras** wird speziell zur begleitenden Behandlung von schweren Krankheiten empfohlen, da es stimmungsaufhellend wirkt und den Heilungsprozess unterstützt. Es hat einen besonders starken Wachstumstrieb und ergibt wesentlich mehr Saft als andere Gräser. Sein Geschmack ist angenehm süßlich.

▶ **Gerstengras** wirkt mit seinem hohen Gehalt an Bitterstoffen entgiftend auf die Leber und übernimmt damit eine wichtige Unterstützungsfunktion im Stoffwechsel. Gleichzeitig stellt es eine hochwertige Kalzium- und Magnesiumquelle dar.

▶ **Hafergras** ist reich an Vitamin B1, das Nerven und Gewebe stärkt und ebenfalls den Stoffwechsel anregt. Einer neueren Studie zufolge soll es auch die männliche Potenz steigern.

▶ **Kamutgras** ist eine in Ägypten beheimatete alte Weizenart, die gerade eine Renaissance erlebt. Neben seinem hervorragenden Lichtwert weist dieses »Urgras« einen höheren Vitalstoffgehalt auf als gezüchteter Hybridweizen. Es ist auch für Weizenallergiker geeignet.

▶ **Weizengras** wirkt allgemein regenerierend und reinigend. Es normalisiert den Blutdruck und hemmt Entzündungen. Es ist reich an Enzymen, die den Alterungsprozess verlangsamen und das Immunsystem stabilisieren. Sein hoher Gehalt an Vitamin E kann nach den Wechseljahren die Östrogenproduktion wieder aktivieren.

Getreidegras selbst ziehen

Sie können Getreidegras ganz einfach selbst anpflanzen. Weichen Sie dazu die Samen zunächst über Nacht ein. Geben Sie sie anschließend in eine Schale mit angefeuchteter Erde, und decken Sie sie mit Folie ab. Die lichtvolle Saat sollte drei Tage lang bei etwa 20 °C im Dunkeln stehen. Am vierten Tag können Sie die Folie abnehmen. Stellen Sie die Samen dann ans Licht, und gießen Sie sie nach Bedarf – im Winter reicht ein helles Fensterbrett; im Sommer kann man die Schale gut auf den Balkon stellen. Nach 10 bis 14 Tagen hat das Gras eine Höhe von ca. 15 Zentimeter erreicht und kann geerntet werden.

Verwenden Sie zur Keimung nur völlig unbehandelte Samen ohne chemische Rückstände. Wenn Sie keinen Lieferanten kennen, der sich auf pestizidfreie Ware spezialisiert hat, wählen Sie Produkte aus biologisch-dynamischem Anbau.

Richtig entsaften

Nach dem Schnitt können Sie die Halme in einem speziellen Getreide-grasentsafter pressen, der den gesunden Saft von den unverdaulichen Pflanzenfasern trennt. Zur Not reicht auch ein normaler Mixer: Pürie-ren Sie in diesem Fall eine Tasse grob zerkleinertes Gras mit einem vier-tel Liter Wasser oder Gemüsesaft, und seihen Sie die Mischung ab. Der Saft aus dem Mixer ist bereits ausreichend verdünnt. Sie sollten den Saft sofort trinken und immer nur so viel zubereiten, wie Sie gerade brauchen, denn er verdirbt sehr schnell.

Trinken Sie anfangs nicht zu viel Getreidesaft auf einmal: Durch die reinigende Wirkung des Safts werden Giftstoffe im Körper gelöst und über den Blutkreislauf zur Ausscheidung gebracht. Dies kann vorüber-gehend zu unangenehmen Begleiterscheinungen führen – eigentlich das beste Zeichen dafür, dass eine Reinigung von innen dringend not-wendig ist. Wollen Sie solche Reaktionen vermeiden, nehmen Sie zunächst nur ein bis zwei Teelöffel puren Grassaft ein, den Sie mit Wasser oder anderen Säften verdünnen. Wenn Sie sich daran gewöhnt haben, können Sie die Menge nach und nach steigern.

Grüner Sonnencocktail

Zutaten (für 1/2 Liter Saft): 2–3 Karotten • 1 Rote Bete • 1/4 Sellerie 1/4 Gärtnergurke • 1 mittelgroßer Apfel • 1–2 TL Getreidegrassaft
Zubereitung: Das Gemüse und den Apfel unter fließendem Wasser gründlich waschen, ungeschält zerkleinern und nach und nach in den Entsafter geben. Ganz zum Schluss den frischen Getreidegrassaft untermischen.

Die einfache Alternative

Wer keinen Spezialentsafter hat, braucht keineswegs auf Getreidegras zu verzichten. Eine weitere Möglichkeit, sich die wertvollen Inhalts-stoffe zugänglich zu machen, ist das Auskauen der Halme – am besten morgens vor dem Frühstück. Die harten und wegen der Zellulose

Ernten Sie Getreidegras nur einmal: Es wächst zwar schnell nach, aber für gesundheitliche Zwecke ist der Zweit-schnitt nicht geeignet. Beim Zweitschnitt fehlt die Vielfalt an Enzymen, die ausschließlich beim Keimen entsteht.

Wirkungen zuschreibt: Es trägt zur schnelleren Wundheilung bei und lindert Hautausschläge; auch in Sonnenschutzmitteln und als erste Hilfe bei Sonnenbrand leistet es gute Dienste. Die Inhaltsstoffe der Pflanze bekämpfen Bakterien, Viren und Pilze. Sie wirken entzündungshemmend, schmerzlindernd und juckreizstillend. Darüber hinaus werden sie zur Behandlung von Immunschwäche eingesetzt. Aus dem Gel der frischen Blätter wird auch ein Saft hergestellt, den man als Allroundheil- und Stärkungsmittel trinken kann. Man muss dafür allerdings recht tief in die Tasche greifen.

Kräuter geben vielen Speisen eine besondere Note und machen sie bekömmlicher. Dennoch wird häufig übersehen, dass viele Küchenkräuter auch Heilkräuter sind und als solche einen wertvollen Beitrag zur Erhaltung unserer Gesundheit liefern können.

Sonniges aus dem Kräutergarten

Seit Urzeiten machen sich die Menschen die Heilkraft von Kräutern zunutze, um Beschwerden zu lindern und Krankheiten zu heilen. Die Pionierin der Naturheilkunde Hildegard von Bingen hat umfangreiche Schriften über deren gesundheitlichen Wert hinterlassen und sogar detaillierte Anweisungen für die Anlage von Kräutergärten gegeben. Neuere Forschungen haben die Wirksamkeit von Heilkräutern inzwischen auch wissenschaftlich belegt.

Zwar können Kräuter allein – auch wenn man sie regelmäßig verwendet – in schweren Krankheitsfällen keine Medikamente ersetzen. Dennoch können sie die therapeutischen Möglichkeiten der modernen Medizin wirksam unterstützen. Aus manchen Würzpflanzen lassen sich beispielsweise heilkräftige Teeaufgüsse zubereiten.

Neben den als Lichtsammelzentren fungierenden Chlorophyllteilchen enthalten die grünen Kräuter verdauungsfördernde Enzyme, die die körpereigenen Lichtvorräte schonen. Daneben sind sie reich an Vitaminen, Mineralstoffen, Spurenelementen, ätherischen Ölen und zahlreichen anderen therapeutisch wirksamen Stoffen. Dazu gehören u. a. die Alkaloide, Gerb- und Bitterstoffe, die im pflanzlichen Stoffwechsel gebildet werden. Kräuter unterstützen die Verdauung, darüber hinaus haben sie eine antibiotische, den Cholesterinspiegel senkende und entzündungshemmende Wirkung. Sie hemmen die Entwicklung von Arteriosklerose und ihren Folgeerkrankungen.

Der geeignete Boden

Kräuter nehmen zahlreiche Nährstoffe aus dem Boden auf und verwandeln sie in Substanzen, die unser Körper verdauen kann. Weiterhin bilden sie Stoffe von medizinischem Wert.

Es lässt sich jedoch nur schwer voraussagen, an welcher Stelle im Garten die Kräuter am ehesten die Nährstoffe finden, die sie brauchen. Da sät man z. B. Petersilie an einem Ort, der ihr allem Anschein nach optimale Bedingungen bietet, und doch will sie nicht gedeihen. Im nächsten Jahr sprießt sie dann unvermutet an einer ganz anderen Stelle kraftvoll aus dem Boden. Der Löwenzahn ist weniger wählerisch als die Petersilie, dafür um so hartnäckiger: Er bohrt sich selbst durch Asphalt und Mauern. Die Vermutung liegt nahe, dass er dabei Unterstützung vom Boden bekommt, der als gigantischer Sonnenkollektor fungiert und seinen Teil an Triebkraft beisteuert.

Schonender Umgang, richtige Lagerung

Damit die Wirkstoffe der Kräuter bei der Zubereitung weitgehend erhalten bleiben, sollte man zwei wichtige Grundregeln beachten:
▶ Verwenden Sie Kräuter möglichst frisch, und hacken Sie sie erst kurz vor der Verwendung klein.
▶ Streuen Sie die Kräuter möglichst roh über das fertige Gericht, oder fügen Sie sie erst gegen Ende der Garzeit hinzu.

Frische Kräuter welken schnell. Man stellt sie am besten in ein Glas Wasser oder wickelt sie in ein leicht angefeuchtetes Tuch, das man dann im Kühlschrank aufbewahrt. Wenn Sie jederzeit einen Vorrat an frischen Kräutern haben möchten, lohnt es sich, einen kleinen Kräutergarten anzulegen. Ein paar Tontöpfe auf dem Balkon oder auf dem Fensterbrett sind dafür völlig ausreichend.

Die meisten getrockneten Kräuter halten sich sehr gut, wenn man sie luft- und lichtgeschützt aufbewahrt. Sie werden in der Regel beim Kochen etwa zehn Minuten lang mitgegart, damit sie ihr Aroma richtig entfalten können. An die frischen Kräuter reichen sie aber weder im Hinblick auf den Licht- und Vitalwert noch auf den Geschmack

Auch für Kräuter gilt: Frisch gekaufte Ware vom Gemüsehändler ist der getrockneten oder tiefgefrorenen nicht nur geschmacklich, sondern auch medizinisch weit überlegen und daher vorzuziehen.

heran. Nur dem Oregano scheint das Trocknen – zumindest in kulinarischer Hinsicht – nicht zu schaden: Er entfaltet dadurch sogar erst richtig sein typisches Aroma.

Sie können die Kräuter auch selbst trocknen. Dazu hängt man sie in der Regel straußweise zusammengebunden auf, möglichst an einem trockenen Ort mit wenig Tageslichteinfall. Abzuraten ist vom schnellen Trocknen der Blätter in der Mikrowelle.

Manche Küchenkräuter, wie Schnittlauch, Dill, Liebstöckel und Petersilie, aber auch Basilikum, Borretsch, Estragon, Thymian und Bohnenkraut, eignen sich auch hervorragend zum Einfrieren. Dazu werden die Kräuter unter fließendem Wasser gewaschen, fein gehackt und dann in die Kammern eines Eiswürfelbehälters gegeben. Sind sie richtig gefroren, werden sie dem Behälter entnommen und in Plastikbeuteln verpackt, um sie vor Frostbrand zu schützen.

Man kann Kräuter auch mit etwas Gemüsebrühe in einen Eiswürfelbehälter füllen und einfrieren. So hat man beim Kochen jederzeit portionsgerechte Mengen zur Hand.

Kräuter von A bis Z

▶ **Basilikum** regt den Appetit an und wirkt verdauungsfördernd, krampflösend und stoffwechselaktivierend. Es hilft bei Blähungen, Magenverstimmung, Schlafstörungen und nervösen Beschwerden. Die

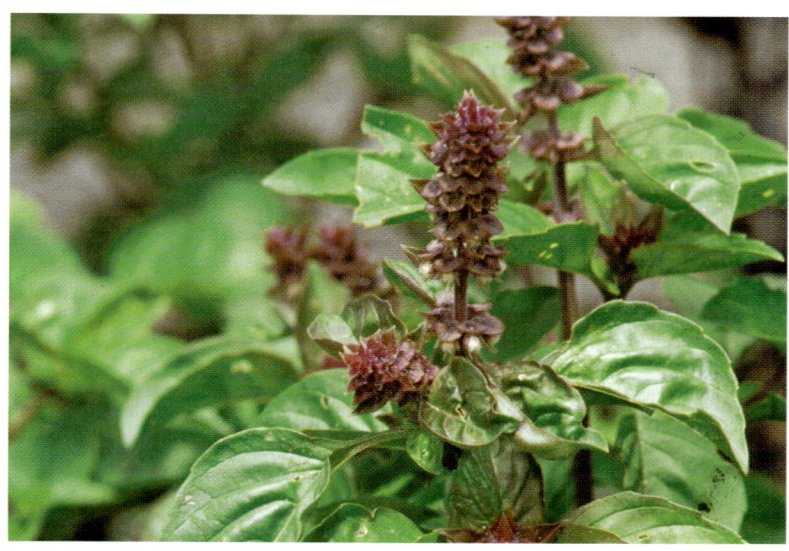

Aus frischem, kräftigem Sommerbasilikum wird Pesto zubereitet, die berühmte ligurische Spaghettisauce. Das aromatische Kraut passt aber auch hervorragend zu Tomaten, Blattsalaten, Erbsen und grünen Bohnen.

im Kraut enthaltenen ätherischen Öle Eugenol und Estragol stärken und beruhigen gleichzeitig das Nervensystem.

▶ **Bohnenkraut** fördert die Verdauung und lindert Blähungen. Sein ätherisches Öl dürfte für seine günstige Wirkung bei gärungsbedingten Durchfällen verantwortlich sein. Bohnenkraut hilft dadurch auch bei Darminfektionen. Es beugt Husten und grippalen Infekten vor und regt darüber hinaus auch den Appetit an.

▶ **Borretsch** wirkt fiebersenkend und schweißtreibend. Er ist ein gutes Mittel gegen Husten und entzündliche Beschwerden.

▶ **Brunnenkresse** aktiviert den Stoffwechsel und die Ausscheidung von Schlacken und Giftstoffen über die Nieren. Sie hat einen milden blutreinigenden Effekt. Aufgrund ihrer desinfizierenden Eigenschaften entfaltet sie im Darmbereich gleichsam die Wirkung eines natürlichen Antibiotikums.

▶ **Dill** regt die Nierentätigkeit an und fördert die Harnausscheidung. Dadurch werden der Abtransport von Giftstoffen und die Entschlackung des Stoffwechsels unterstützt. Generell wirkt Dill beruhigend auf Nerven, Magen und Atmungsorgane.

▶ **Estragon** ist ein ausgezeichneter Salzersatz und deshalb für diejenigen empfehlenswert, die unter Bluthochdruck oder Herzproblemen leiden. Denn in diesen Fällen sollte ebenso wie bei einer Schlankheitskur dringend mit Salz gespart werden.

▶ **Koriander** ist blähungstreibend und leicht krampflösend. Er hilft deshalb hervorragend bei Darmkrämpfen. Weiterhin wirkt er allgemein beruhigend und stärkend auf den Magen.

▶ **Löwenzahn** stimuliert den Zellstoffwechsel und fördert die Tätigkeit der Verdauungsdrüsen; er regt aber auch Leber und Nieren an. Dadurch wirkt er harntreibend und gallensaftanregend. Er hilft bei chronischer Müdigkeit und Erschöpfungszuständen und steigert insgesamt das körperliche Wohlbefinden.

▶ **Oregano** wirkt hustenlösend und erleichtert das Atmen bei Asthma bronchiale. Als Badezusatz verwendet, beruhigt er die Nerven.

▶ **Petersilie** fördert die Verdauung, stärkt Gallenblase, Nieren und Blase und hilft bei Menstruationsbeschwerden. Äußerlich verwendet hat sie zudem eine wundheilende Wirkung.

Von den Kräutern, die in unseren Breiten wachsen, können viele problemlos auf dem Balkon gezogen werden. Südwärts ausgerichtete Balkone bieten gerade den sonnenverwöhnten Kräutern nahezu ideale Bedingungen.

▶ **Pfefferminze** wirkt krampflösend, blähungstreibend und generell beruhigend. Sie ist gut gegen Durchfall, Übelkeit und kolikartige Beschwerden. Weiterhin fördert sie den Gallenfluss und regt die Gallenproduktion in der Leber an.

▶ **Rosmarin** fördert mild die Durchblutung, regt den Kreislauf an und kräftigt die Nerven. Gleichzeitig wirkt er allgemein beruhigend und wird auch bei allgemeiner Schwäche eingesetzt. Er ist ein gutes Mittel gegen Erkältungen. Äußerlich angewendet hilft er gegen rheumatische Beschwerden.

▶ **Salbei** stärkt Lunge, Bronchien sowie Magen und Darm. Er wirkt krampflösend und schmerzlindernd und hilft als Gurgelmittel bei Entzündungen im Mund- und Rachenraum.

▶ **Schnittlauch** regt den Appetit und die Sekretion der Verdauungsdrüsen an. Wie alle Lauchgemüse hat er – gut gekaut – auch eine leicht desinfizierende Wirkung im Darmbereich.

▶ **Thymian** bzw. sein ätherisches Öl Thymol wirkt in erster Linie krampflösend und desinfizierend. Er wird vor allem zur Behandlung von Husten und Bronchitis eingesetzt. Wegen seiner kräftigenden, verdauungsfördernden und krampflösenden Eigenschaften wird er aber auch bei Beschwerden im Magen- und Darmbereich genutzt.

▶ **Ysop** hat eine schleimlösende, blutreinigende, anregende, entkrampfende und stärkende Wirkung. Besonders bewährt haben sich Anwendungen mit Ysop bei Erkrankungen der Verdauungsorgane und im Bereich der Atemwege.

Bereicherung für den Speiseplan

Kräuter werten die meisten Gerichte auf. Da sie einen sehr intensiven Eigengeschmack haben, sollte man sie aber nur sparsam dosieren. Verschwenderischer lassen sie sich in der mediterranen Küche einsetzen oder in Kombination mit Salaten, Quark, Joghurt und Kartoffelgerichten. Fein gehackt kann man sie auch sehr gut in geschmacksneutrale Öle einlegen. Etwas Zitronensaft verleiht Kräuterölen den letzten Pfiff. Die Öle sollten dann allerdings im Kühlschrank aufbewahrt werden. Erst beim Zubereiten der Gerichte lässt sich entscheiden, ob man die

Nicht nur als Würzmittel, auch als sanfte Naturmedizin kommen Kräuter zum Einsatz. Zu den häufigsten Anwendungen gehören neben Tees auch Inhalationen, Elixiere und Tinkturen.

Kräuter mitkocht oder kurz vor dem Servieren über das fertige Gericht streut. Meistens werden nur besonders aromatische oder festblättrige Kräuter mit der Speise gegart, wie z. B. Bohnenkraut, Salbei, Thymian, Oregano, Majoran, Liebstöckel, Rosmarin und Dill. In jedem Fall gilt die Regel: Je mehr Kräuter, desto weniger Salz wird gebraucht.

Gewürze – gesunde Gaumenfreude

Nicht nur Kräuter, sondern auch die aus Samen, Früchten, Blüten oder Blättern gewonnenen Gewürze enthalten die konzentrierte Kraft der Sonne. In Indiens traditioneller Naturheilkunde Ayurveda weiß man von jeher um ihre energetischen Vorzüge und setzt sie als vitalisierende Mittel ein. Gewürze machen unsere Speisen nicht nur aromatischer und bekömmlicher, sie steigern auch den sinnlichen Genuss beim Essen und tragen damit zu erhöhtem Wohlbefinden bei.

Wo beim Kochen Fett eingespart wird, sollten umso mehr Kräuter verwendet werden: Sie sorgen als Aromaträger für Geschmack und enthalten zudem wertvolle Vitalstoffe, die Kreislauf und Stoffwechsel anregen.

Petersilienrahm

Zutaten (für 4 Personen): 3 Bund Petersilie • 100 g Grahambrot vom Vortag (oder Mischbrot) • 1 Zwiebel • 50 g Butter 300 ml Gemüsebrühe • 300 g süße Sahne • 1 TL Meerrettich
Zubereitung: Die Petersilie waschen und sehr fein hacken. Das Brot und die abgezogene Zwiebel würfeln, in der Hälfte der Butter kräftig anrösten. Dann die Brühe und die Sahne untermischen. Die Sauce pürieren. Die restliche Butter, die Petersilie und den Meerrettich zugeben und das Ganze kurz ziehen lassen.
Tipp Petersilienrahm passt wunderbar zu gedünsteten Gemüsen. Er schmeckt aber auch als Dip zum Stippen oder zum Fondue.

Pfefferminzsirup

Zutaten (Vorratsportion): 2 Hand voll frische Pfefferminzblätter 1/2 l Wasser • 800 g Zucker
Zubereitung: Die Blätter 20 Minuten in heißem Wasser ziehen lassen, dann abseihen. Den Zucker zugeben und rühren, bis er sich gelöst hat.

Sonne in den Alltag bringen

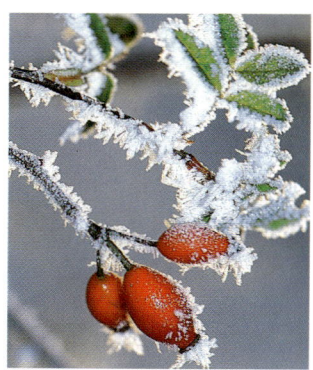

Das Ende des Sommers ist noch lange kein Grund, Trübsal zu blasen: Auch die kalte Jahreszeit hat ihre Reize.

Sonnenlicht ist Farbe und Energie. Wie man beides über die Nahrung aufnehmen kann, wurde in den vorangegangenen Kapiteln beschrieben. Sonne versorgt aber nicht nur den Organismus mit Lichtenergie, sondern hellt auch die Stimmung auf. In der warmen Jahreszeit regieren das Lachen und die Lebensfreude. Allenthalben leuchten uns Farben entgegen, von den Blumenbeeten ebenso wie aus den Schaufenstern der Geschäfte und von den Sonnenschirmen der Straßencafés. Doch was kann man in der übrigen Zeit tun, wo alles grau in grau zu sein scheint? Schließlich ist man hierzulande von der Sonne nicht gerade verwöhnt.

Das Geheimnis eines heiteren Gemüts

Zugegeben – auch der Winter hat seine positiven Seiten. Er bringt viele besinnliche Abende mit sich, an denen man in Ruhe seinen Gedanken nachhängen kann. Manchmal dauert er aber einfach zu lange. Dann fällt es schwer, im Einklang mit dem jahreszeitlichen Rhythmus zu bleiben und das düstere Wetter zu akzeptieren. Daher im Folgenden einige Tipps, wie Sie sich auf andere Art Lichtblicke verschaffen können, um sich mit Väterchen Frost bestmöglich zu arrangieren.

Die Lösung liegt nicht in Mallorca

Weil alle der düsteren Winterstimmung entkommen wollen, setzt Jahr für Jahr eine regelrechte Völkerwanderung in Richtung Süden ein. Eine Umfrage unter Mallorcareisenden hat jedoch ergeben, dass die Flucht vor dem Winter oft nicht so ganz gelingen will. Ein erstaunlich hoher Anteil der Befragten fand nämlich nicht, wie erhofft, zu mehr

Gerade im Winter ist es wichtig, den Mangel an Sonnenlicht bewusst auszugleichen. Ob Sie nun verreisen oder Freunde zu einem gemütlichen Essen einladen – die Lebensfreude darf keinesfalls auf der Strecke bleiben.

Gelassenheit und Lebensfreude. Sie berichteten vielmehr von einer Verschlechterung ihres Allgemeinbefindens. Viele Urlauber fühlten sich niedergeschlagen und antriebsschwach, und manche litten sogar unter Depressionen. Der Schluss liegt also nahe, dass der gewohnte Lichtrhythmus von Sommer und Winter ebenso bedeutsam für unser Wohlbefinden ist wie der Wechsel von Tag und Nacht.

Innerlich zur Ruhe kommen

Wenn wir uns der winterlichen Düsterkeit auch noch so gern entziehen würden, so hat auch sie ihren Sinn. In der kalten Jahreszeit finden wir Zeit, uns auf uns selbst zu besinnen und unsere Lebensweise zu überdenken. Im Frühling, von altem Ballast befreit, sind wir dann zum Neuanfang bereit. Machen Sie es wie die Pflanzen, die im Winter ihre ganze Kraft in die Wurzeln zurückziehen, um dann erneut austreiben zu können. Nutzen Sie die langen Abende, um zu entspannen und all die Dinge zu tun, für die Sie sonst keine Zeit finden: z.B. lesen, gute Gespräche führen oder Musik hören.

Häufig beginnt jedoch gerade dann, wenn sich das Bedürfnis nach Ruhe bemerkbar macht, für viele der so genannte Weihnachtsstress. Der Run auf die Geschäfte geht los, und zahlreiche Feiern kündigen sich an. Sprechen Sie doch einfach mit Ihren Verwandten, Freunden und Kollegen, und schlagen Sie zumindest den Erwachsenen vor, sich nicht mehr zu beschenken. Vielleicht können Sie dann wirklich einmal eine besinnliche Weihnachtszeit genießen.

Schon lange ist Weihnachten ein kommerzielles Fest geworden – Ruhe und Besinnlichkeit sind dabei in den Hintergrund getreten. Doch die Hektik kann man vermeiden: Entweder verzichtet man ganz auf Geschenke, oder man kümmert sich rechtzeitig um originelle Geschenkideen.

Mit Farben Lichtblicke schaffen

Farben und ihre Bedeutung für unser Wohlbefinden spielen eine wichtige Rolle im Feng Shui, der alten chinesischen Lehre vom Wohnen. Auch bei uns geht der Trend bei der Wohnungsgestaltung weg von kahlen, weißen Wänden: Warme Erdtöne und sonniges Gelb kommen langsam wieder in Mode. Doch Sie müssen nicht gleich den Pinsel schwingen: Mit Vorhängen, Tischdecken und Überwürfen lässt sich ebenfalls Farbe ins Haus holen. Einfarbiges oder dezente Muster sind besser geeignet als unruhige Ornamente, die vom Auge oft als unnatürlicher Reiz empfunden werden und Stress auslösen. Schmücken Sie Ihre Wohnung mit Pflanzen: Sie verbessern nicht nur das Raumklima, sondern sind auch für das Auge ein regelrechter Lichtblick.

Wohl temperierte Räume

Der Mensch braucht nicht nur Licht, sondern auch eine bestimmte Temperatur, um sich wohl zu fühlen. Dass zu kalte Wohn- und Büroräume ein Risikofaktor für die Gesundheit sind, hat jüngst eine schwedische Studie nachgewiesen. Denn in schlecht geheizten Räumen holt man sich nicht nur schnell eine Erkältung. Auch der Blutdruck steigt, die Blutgefäße ziehen sich zusammen, die Fließeigenschaften des Bluts verschlechtern sich, und die Blutfettwerte steigen an. Kälte ist ein ähnlicher Stressfaktor für den Körper wie extreme Hitze.

Sonnenstudios richtig nutzen

Wenn es draußen stürmt und schneit und die Sonne nicht mehr zum Vorschein kommt, suchen viele Menschen einen Ersatz. Bräunungsstudios haben im Winter nicht nur aus ästhetischen Gründen Hochkonjunktur. Grundsätzlich spricht nichts dagegen, doch sollten einige Regeln beachtet werden:

▶ Make-up sollte vor dem Bräunen gründlich entfernt werden, damit es zu keinen allergischen Reaktionen kommt.

▶ Die Strahlungszusammensetzung darf keine sonnenbrandauslösenden UV-B-Anteile enthalten.

▶ Die maximale Bestrahlungszeit sollte je nach Hauttyp und bereits vorhandenem Bräunungsgrad 20 Minuten nicht übersteigen.

▶ Sie sollten sich nicht öfter als 50-mal im Jahr bräunen lassen. Zu häufige Bestrahlungen lassen die Haut vorzeitig altern und faltig werden. Zudem erhöht sich das Hautkrebsrisiko.

Einen gravierenden Nachteil haben die künstlichen UV-Strahlen gegenüber den natürlichen: Sie hüllen den Kopfbereich, in dem sich die Schaltzentren unseres Nervensystems befinden, in massiven

Auch bei Hautproblemen kann ein Solariumbesuch sinnvoll sein. Die Haut wird durch das Licht zur Pigmentbildung angeregt, und die Stoffwechselaktivität wird angekurbelt.

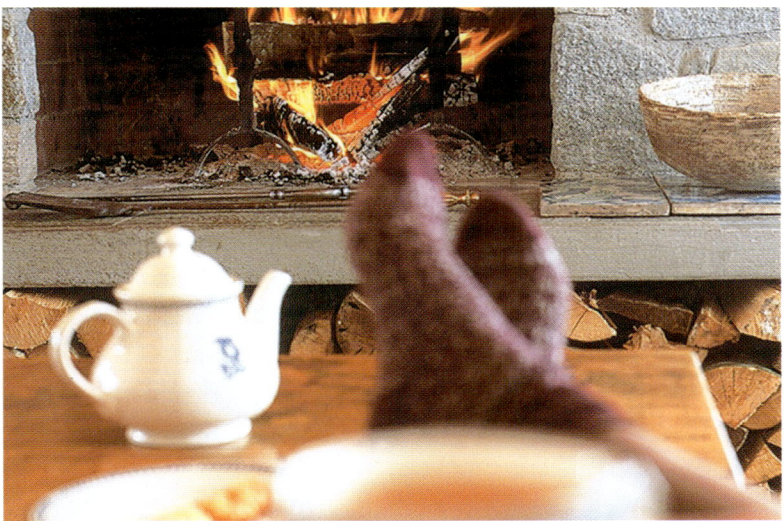

Wenn die Tage kürzer werden, wächst die Sehnsucht nach Wärme und Licht. Nutzen Sie die langen Winterabende, und gönnen Sie sich ein Verwöhnprogramm für die Seele.

Elektrosmog und greifen so störend in die Gehirnströme ein. Die bessere Alternative bei winterlichem Lichtmangel sind Bestrahlungen mit sonnenanalogem Licht. Sie werden auch richtiggehend als Therapie bei saisonbedingten Depressionen eingesetzt. Wenn natürliche Lichtreize fehlen, so ist häufig eine übermäßige Ausschüttung des Schlafhormons Melatonin die Ursache von Müdigkeit, Antriebslosigkeit und Reduzierung der Aktivität.

Ausgeglichenheit durch Fasten

Auch Fasten kann ein Lichtblick sein. Von alters her gilt der vorübergehende Essensverzicht als eine hervorragende Methode, um zu innerer Harmonie und zu einer sensibleren Wahrnehmung zu gelangen. Viele Fastende berichten sogar von einer euphorischen Stimmung.
In einer an der Psychiatrischen Universitätsklinik Göttingen durchgeführten Studie wurde eine neurobiologische Erklärung für dieses Phänomen gefunden. Im Gehirn von Versuchstieren, die nur die Hälfte der üblichen Nahrungsmenge bekamen, ließ sich eine vermehrte Produktion und Freisetzung des Botenstoffs Serotonin feststellen, der für die Gemütslage mitverantwortlich ist.

Durch Fastenkuren unterstützt man den Organismus beim Ausschwemmen von Schlacken und Giftstoffen. Man sollte sie allerdings nur in Phasen durchführen, in denen man sich von Stress und Hektik distanzieren kann.

Buntes Finale – das Regenbogenbuffet

Haben Sie Lust auf einen Lichtblick der besonderen Art? Dann laden Sie doch einmal Ihre Freunde zu einem Sonne-Licht-Fest ein. Überraschen Sie sie mit einem Regenbogenbuffet. Präsentieren Sie dazu auf weißem, sonnengelbem oder himmelblauem Untergrund farbenprächtige Speisen in allen Schattierungen des Lichtspektrums. Lassen Sie Ihre Phantasie spielen und sich von der bunten Vielfalt inspirieren, die uns die biologische Kost zu bieten hat. Die folgenden Rezepte sind nur als Anregung gedacht, mit etwas Kreativität und Experimentierfreude können Sie noch viele weitere köstliche Gerichte zusammenstellen. Die Zutaten sind jeweils für zehn Personen berechnet.

Dabei lassen sich farbige Akzente nicht nur mit Obst und Gemüse, sondern auch mit Blüten setzen. Sie schmecken zart oder kräftig und erfreuen Auge und Gaumen zugleich. Verwenden Sie aber nur Blüten von chemisch unbelasteten Wiesen und Gärten oder aus biologischem Anbau. Wenn man sie in konventionellen Blumenläden kauft, sind sie oftmals stark behandelt und allenfalls zur Dekoration, nicht aber zum Verzehr geeignet.

Sie können die Arbeit zur Festvorbereitung auch verteilen: Verschicken Sie Einladungen in unterschiedlichen Farben. Wer eine grüne bekommt, bringt etwas Grünes zu essen mit, wer eine gelbe im Briefkasten findet, ist für Gelbes zuständig usw. Sie selbst sorgen für das richtige Ambiente, die Getränke und die Tischdekoration. Am Tag des Fests entsteht das Buffet dann wie aus dem Nichts. Wenn Ihnen auf-

> Essbare Blüten schmücken und schmecken: Sie setzen nicht nur dekorative Farbakzente, sondern steuern einen Hauch des Aromas bei, das auch die Blätter der Pflanze tragen.

Auch kulinarisch ein Genuss – Blüten

▶ **Edelblüten**
Dahlien, Magnolien, Malven, Orangenblüten, Rosen, Sonnenblumen und Veilchen

▶ **Kräuterblüten**
Beifuß, Borretsch, Schnittlauch, Lavendel, Majoran, Tausendgüldenkraut, Salbei, Thymian und Ysop

▶ **Wiesen- und Gartenblüten**
Fenchel, Gänseblümchen, Holunder, Jasmin, Löwenzahn, Rhabarber, Ringelblume, Kapuzinerkresse und Zucchini

grund der gemeinsamen Vorbereitung mehr Zeit für die Dekoration bleibt, können Sie zur Unterstreichung des Regenbogeneffekts Satinschleifen herstellen. Legen Sie diese zwischen die verschiedenen Farbsegmente des Buffets. Auch bunte Seidentücher sind gut geeignet.

Rot

Was dazu passt: Tomaten, rote Paprikaschoten, Radieschen, Rote Bete, rotbackige Äpfel, Himbeeren und Erdbeeren

Bruschetta

Zutaten: 10 kleine vollreife Tomaten • frisches Basilikum
10 Scheiben Roggenmischbrot • 2 Knoblauchzehen • 10 EL kaltgepresstes Olivenöl • Salz • Pfeffer aus der Mühle
Zubereitung: Die Tomaten mit kochendem Wasser überbrühen, kalt abschrecken und häuten. Das Fruchtfleisch würfeln. Das Basilikum waschen, fein hacken und unter die Tomaten mischen. Die Brotscheiben halbieren und toasten oder in etwas Olivenöl beidseitig anrösten. Noch heiß mit Knoblauch einreiben und mit Öl beträufeln. Die Tomaten darauf verteilen und etwas zerdrücken.

Gerade bei einem Buffet ist es wichtig, dass die meisten Gerichte sich problemlos aufwärmen lassen und auch noch lauwarm oder kalt schmecken. Das sollten Sie bei Ihrer Planung berücksichtigen.

Orange

Was dazu passt: Hokkaidokürbis, Karotten, Blüten der Kapuzinerkresse und Obst wie Aprikosen oder Orangen

Chicoréeblüten mit Orangen

Zutaten: 2 Stauden Chicorée • 5 Orangen • 1 Bund Schnittlauch
100 g cremiger Joghurt • Salz • Pfeffer aus der Mühle • 4 EL gehackte Pistazien
Zubereitung: Die Chicoréeblätter waschen. Die Orangen mit einem scharfen Messer filetieren, so dass die weiße Haut vollständig entfernt ist. Den Saft auffangen. Den gewaschenen Schnittlauch in Röllchen schneiden, die Hälfte davon mit dem Joghurt und dem aufgefangenen Orangensaft verrühren und mit Salz und Pfeffer abschmecken. Die gut

abgetropften Chicoréeblätter zu sternförmigen »Blüten« anordnen, mit den Orangenfilets dekorieren, die Joghurtsauce in die Mitte geben. Zum Schluss die restlichen Schnittlauchröllchen und die gehackten Pistazien darüber streuen.

Gelb

Was dazu passt: gelbe Paprikaschoten, Butterrüben, Wachsbohnen, großer Gartenkürbis, Zuckermais, Bananen und Zitronen

Zitronenbutter mit Salbeiblättern

Zutaten: 200 g Butter • 20 Salbeiblätter • 1/4 l Gemüsebrühe
4 EL Zitronensaft • 4 Eigelbe • Salz • Pfeffer aus der Mühle
Zubereitung: Die Butter in einer leicht erhitzten Pfanne zerlaufen lassen und die Salbeiblätter kurz darin andünsten. Nacheinander die restlichen Zutaten zugeben. Langsam weiter erhitzen, aber nicht zum Sieden bringen. Dabei mit dem Schneebesen kräftig schlagen. Sofort vom Herd nehmen, wenn die Butter zu heiß wird – sonst gerinnt das Ei. Mit Salz und Pfeffer würzen.

Tipp Die Zitronenbutter eignet sich sehr gut als Dip zu zartem, lindgrünem Staudensellerie, schmalen, gelben Paprikastreifen und knusprigem, goldgelbem Baguette.

Grün

Was dazu passt: Blattsalate und Kräuter aller Art, grüner Spargel, Mangold, Brokkoli, Zucchini und Avocados

Marinierte Zucchini

Zutaten: je nach Größe 5–7 Zucchini • 5 EL kaltgepresstes Olivenöl
1 Knoblauchzehe • frisches Basilikum • 1–2 EL Balsamicoessig • Salz
Pfeffer aus der Mühle
Zubereitung: Den Backofengrill vorheizen (wer keinen Grill hat: Zucchini im Backofen auf der obersten Schiene bei 220 °C gratinieren). Die Zucchini waschen, der Länge nach halbieren und in 5 bis 7 Zenti-

---

Auch Curry verleiht Gerichten einen intensiv gelben bis orangefarbenen Ton. Am besten schmeckt er, wenn man ihn frisch zubereitet. Mischen Sie dazu 1 Teelöffel Kreuzkümmel, 2 Teelöffel Gelbwurz und 1/2 Teelöffel Ingwer.

meter lange Stücke schneiden. Mit der Schnittfläche nach oben nebeneinander auf das Backblech setzen, mit Olivenöl einpinseln und leicht salzen. Mit etwas Abstand unter dem heißen Grill etwa 6 bis 8 Minuten lang bräunen. Inzwischen die Knoblauchzehe abziehen und durch eine Presse drücken, das Basilikum sorgfältig waschen und sehr fein hacken. Den gepressten Knoblauch mit dem gehackten Basilikum, dem Balsamicoessig und dem Olivenöl mischen, mit Salz und Pfeffer würzen und auf den heißen Zucchinistücken gleichmäßig verteilen. Dieses Gericht schmeckt auch lauwarm oder kalt.

Blau

Was dazu passt: Trauben, Heidelbeeren und frische Pflaumen

Pfannkuchentorte mit Heidelbeeren

Zutaten: Für den Teig: 3 Eier • 200 g Mehl • 1/4 l Milch • 1 Prise Salz
1 Schuss Mineralwasser • Öl oder Butterschmalz zum Ausbacken
Für die Füllung: 500 g Heidelbeeren • 500 g magerer Quark
250 g Mascarpone • 40 g Zucker • 1/2 TL Bourbonvanille
100 g Heidelbeermarmelade
Zubereitung: Aus Eiern, Mehl, Milch und Salz einen Pfannkuchenteig rühren. 20 Minuten lang ruhen lassen und unmittelbar vor dem Backen einen Schuss Mineralwasser zugeben – das macht den Teig lockerer. In einer kleinen beschichteten Pfanne mit wenig Fett dünne Pfannkuchen ausbacken. Abkühlen lassen. Die Heidelbeeren waschen und gut abtropfen lassen. Quark und Mascarpone mit Zucker und Vanille gut zu einer glatten Creme verrühren. Die Beeren unterziehen (einen Teil für die Garnierung zur Seite legen). Die Marmelade leicht anwärmen, damit sie sich besser verstreichen lässt. Nun die Torte zusammensetzen: Dazu jeweils einen Pfannkuchen dünn mit Marmelade bestreichen, den Beerenquark darauf verteilen und den nächsten Pfannkuchen darauf setzen, bis alle Zutaten verbraucht sind. Mit einer Schicht Creme abschließen. Die Torte mit Frischhaltefolie bedecken und einige Stunden in den Kühlschrank stellen. Vor dem Servieren die restlichen Heidelbeeren darüber streuen.

Wer es lieber würzig und aromatisch mag, kann leuchtend blaue Borretschblüten auf einem Beet aus knackigen Blattsalaten anrichten. Als Dekoration, die man auch verzehren kann, empfehlen sich einige blaue Traubenreben.

Violett

Was dazu passt: Rotkohl in allen Variationen (er leuchtet besonders intensiv, wenn Essig mit im Spiel ist), Blattsalate wie Radicchio, Lollo Rosso oder Eichblattsalat, mit etwas Sahne angerichtete Rote Bete

Neben den vorgeschlagenen Salatsorten eignen sich natürlich auch Brombeeren, Schwarze Johannisbeeren, Auberginen und dunkle Oliven.

Radicchio mit Mozzarella und Knoblauchmarinade

Zutaten: 2 Radicchiostauden • 4 Päckchen Mozzarella (à 125 g)
2 kleine oder 1 große rote Zwiebel • 4 Knoblauchzehen
1 Bund glatte Petersilie • 1 Bund Basilikum • 2 EL Balsamicoessig
8 EL kaltgepresstes Olivenöl • Salz • Pfeffer aus der Mühle
Zubereitung: Den Radicchio sorgfältig waschen und trocknen. Den Mozzarella abtropfen lassen, in gleichmäßige Scheiben schneiden und auf den Radicchioblättern anrichten. Zwiebeln in feine Ringe schneiden und über den Salat verteilen. Knoblauch abziehen und durch eine Presse drücken, Petersilie und Basilikum waschen, fein hacken und zusammen mit den übrigen Zutaten zu einer Marinade verrühren. Über den Mozzarella geben und mindestens 1 Stunde ziehen lassen.
Tipp Zu diesem knackigen und leicht bitteren Salat passen frisches Weißbrot mit Kräuterbutter und herzhafte Oliven.

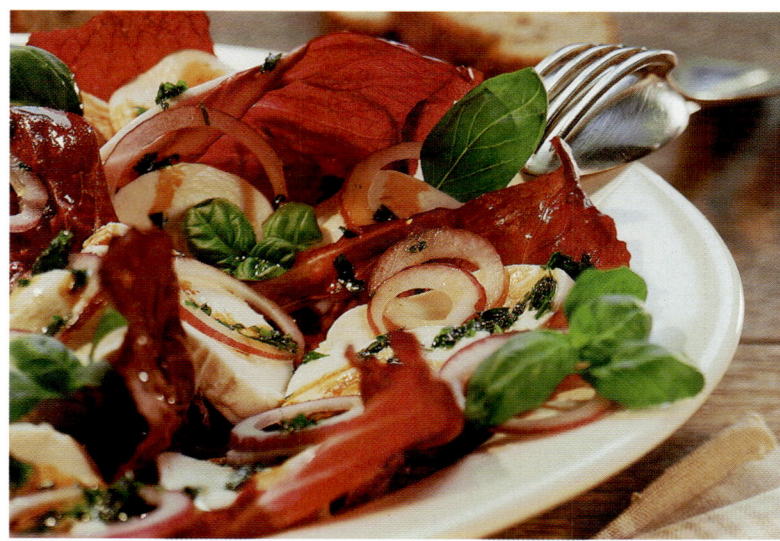

Der nährstoffreiche Radicchio wird vor allem im Herbst und im Winter angeboten. Sein Geschmack kommt am besten zur Geltung, wenn man ihn mit anderen Blattsalaten mischt.

Über die Autorin

Ulla Rahn-Huber ist seit vielen Jahren als Übersetzerin und freie Autorin im Bereich des ganzheitlichen Lebens und Heilens tätig. Außerdem setzt sie sich intensiv mit alternativen Heilmethoden und gesunder Ernährung auseinander und hält zu diesen Themen auch Seminare und Vorträge.

Literatur

Adam, Cornelia/Keller, Jutta: Urkraft Licht. Mosaik Verlag. München 1998
Hellmiß, Margot/Scheithauer, Falk: Öl aus Sesam, Olive & Co. Südwest Verlag. München 1998
Kranz, Brigitte: Früchte – der gesunde Genuss. Südwest Verlag. München 1997
Meintrup, Marc: Natürlich heilen mit Weizengras. Südwest Verlag. 2. Auflage, München 1998
Oberbeil, Klaus/Dr. med. Lentz, Christiane: Obst und Gemüse als Medizin. Südwest Verlag. 4. Auflage, München 1997
Rahn-Huber, Ulla: Natürlich gesund mit Mikroalgen. Südwest Verlag. München 1998
Rahn-Huber, Ulla: Gesund und schön mit Aloe vera. Südwest Verlag. München 1999
Wagner, Hans: Wein – Heilkraft der Natur. W. Ludwig Buchverlag. München 1998

Hinweis

Das vorliegende Buch ist sorgfältig erarbeitet worden. Dennoch erfolgen alle Angaben ohne Gewähr. Weder Autorin noch Verlag können für eventuelle Nachteile oder Schäden, die aus den im Buch gemachten praktischen Hinweisen resultieren, eine Haftung übernehmen.

Bildnachweis

Bilderberg, Hamburg: 16 (Wolfgang Kunz), 48 (Klaus-D. Francke); Christian Kargl/ Ute Schoenenburg, München: Titel; Image Bank, München: 1 (Paolo Curto), 18 (Renate Kupatt), 86 (Lothar Reupert); Südwest Verlag, München: 21, 50 (Dirk Albrecht), 34, 40, 94 (Kai Mewes), 42 (Chr. Schneider), 44, 55 (Kristiane Vey/Jump), 60, 65 (Michael Nagy), 68 (Joachim Heller); Tony Stone, München: 6 (Conly L Rieder/BPS), 11 (Kathi Lamm), 13 (Michael Busselle), 28 (Shaun Egan), 36 (Chad Ehlers), 89 (C. Sanders); Wildlife, Hamburg: 74, 82 (Harms)

Impressum

© 1999 Südwest Verlag GmbH in der Verlagshaus Goethestraße GmbH & Co. KG, München

Redaktion:
Anja Romaus
Projektleitung:
Anja Feise
Redaktionsleitung und medizinische Fachberatung:
Dr. med. Christiane Lentz
Bildredaktion:
Ute Schoenenburg
Produktion:
Manfred Metzger
Umschlag:
Heinz Kraxenberger, München;
Till Eiden
Layout:
Wolfgang Lehner
DTP/Satz:
Reiner Löb, Mihriye Yücel
Druck:
ColorOffset, München
Bindung:
R. Oldenbourg, München

Printed in Germany

Gedruckt auf chlor- und säurearmem Papier

ISBN 3-517-07791-7

Sachregister

Rezepte und Anwendungen